Pharmazie studieren – fürs Leben lernen

Zielgerichtet zur Approbation

Tamim Al-Marie

Pharmazie studieren – fürs Leben lernen

Zielgerichtet zur Approbation

Tamim Al-Marie

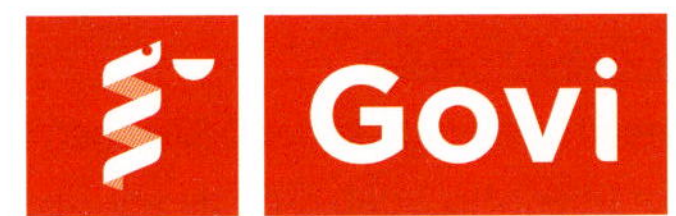

ISBN 978-3-7741-1546-0

Apothekerhaus, Eschborn, Carl-Mannich-Straße 26, 65760 Eschborn
avoxa.de, govi.de

Titelbild: © Drobot Dean-stock.adobe.com
Satz: Fotosatz Buck, Kumhausen/Hachelstuhl
Abbildungen: Marlena Müller, Altenberge
Druck und Verarbeitung: Medienhaus Plump, Rheinbreitbach
Printed in Germany

Bibliografische Information der Deutschen Nationalbibliothek
Die Deutsche Nationalbibliothek verzeichnet diese Publikation in der Deutschen Nationalbibliografie; detaillierte bibliografische Daten sind im Internet über http://dnb.d-nb.de abrufbar.

Inhaltsverzeichnis

Vorwort

Warum viele Dinge in dem Buch Sinn ergeben? Weil ich sie mir nicht selbst ausgedacht habe, sondern wirklich schlaue Menschen, z.B. Professor Jordan Peterson, Les Brown und Brendon Burchard. Mit 25 erfinde ich keine Räder neu, ich kann noch nicht mal gut Autofahren. Ich versuche hier nur zu zeigen, wie du das, was man über Lernprozesse weiß, im Pharmaziestudium anwenden kannst. Ich möchte dir meine Gedanken und Meinungen zum Lernen und dem Pharmaziestudium erzählen. Nicht weil ich denke, ich weiß es besser, sondern, um dir interessante Denkanstöße zu liefern, die mir sehr geholfen haben. Ich hoffe, dass ich dir auf diese Weise zeigen kann, wie du auch für dich den richtigen Weg finden kannst. Sieh das nicht als Vorlesung, in der ich der erzähle, was Sache ist, sondern als Diskussionsbeitrag, mit dem ich versuche, die typischen Denkmuster von Standard-Studentinnen herauszufordern.

Als ich angefangen habe das Buch zu schreiben, habe ich immer gesagt: »So schwer kann das ja nicht sein, es ist ja quasi nur das, womit ich meine Kommilitoninnen am Mensatisch schon die ganze Zeit zugelabert habe.« (Ja, war doch anstrengend, aber egal.) Nun hast du einen entscheidenden Vorteil gegenüber meinen Kommilitoninnen: Wenn du keine Lust auf die volle Ladung Deepness hast, sondern eigentlich nur wegen des Methodik-Teils hier bist, kannst du sozusagen vom Mensa-Tisch aufstehen, also einfach den ersten Teil überblättern. Da ich nicht sehe, wenn du aufstehst, nehme ich es dir auch nicht übel, versprochen. Also, wenn du es eilig hast: Starte gleich mit Teil II.

Wenn du dir beim Lesen von Teil II verstört an den Kopf fasst, wie ich denn darauf komme, dann schau doch noch einmal in den Teil I, in dem ich die zugrunde liegenden Prinzipien erkläre.

Mir fiel es ziemlich schwer über Uni-Aspekte zu reden, ohne meinen Studentinnen-Slang zu benutzen, irgendwann dachte ich mir auch, dass es ziemlich unauthentisch wäre, es nicht zu tun. So ist ein Buch entstanden, das sich mehr wie ein Gespräch bei einem Glas Bier liest als ein Sachbuch. Und da du im Studium schon genug ernst geschriebene Bücher in der Hand hast, finde ich das sogar gut so.

Zuletzt noch ein paar Worte zu meiner Rhetorik. Wenn ich an den verschiedenen Universitäten Vorträge halte und, um die Stimmung ein wenig aufzulockern, einen meiner »grandiosen« Witze reiße, kommt es manchmal vor, dass niemand lacht. Ich würde zwar völlig damit klarkommen, dass meine Zuhörerinnen keinen Humor haben, aber mein zweiter Gedanke ist dann: ›Wenn sie jetzt wirklich meine Ironie nicht verstanden haben und denken ich meine das ernst, dann wirkt das so, als ob ich ein richtiger Idiot wäre.‹ – Daraufhin schiebe ich dann meist ein schnelles »Das war natürlich nur ein Spaß.« hinterher. An einigen Stellen streue ich gerne eine Portion relativ gewöhnungsbedürftigen Humor mit ein. Da ich deinen Gesichtsausdruck beim Lesen des Buches nicht sehen und deshalb auch nicht darauf reagieren kann: Tu mir den Gefallen und achte auf eventuellen Sarkasmus und Übertreibungen.

Viel Spaß beim Lesen. ☺

Disclaimer: Ich habe in Halle studiert. Das Pharmaziestudium ist ziemlich gleich an den verschiedenen Studienorten, aber auch ziemlich unterschiedlich, manchmal. Ich könnte jetzt auf alle, wirklich alle Besonderheiten jeder Universität eingehen. Aber sowas gibt es schon und nennt sich Approbationsordnung: Unglaublich wichtiges Dokument, unglaublich langweilig, habe ich auch nie gelesen. Warum erzähle ich das alles? Es gibt ein paar Feinheiten, bei denen wirst du vielleicht fragend die Stirn runzeln, weil du es von deiner Universität anders kennst, aber lass dich davon nicht aus der Ruhe bringen. Es geht hier nicht darum, welche Inhalte du lernen sollst und welche nicht, das ist nämlich an jeder Universität unterschiedlich – ein bisschen – und ändert sich auch immer mal wieder, spätestens, wenn es eine neue Prüferin gibt. Ich erkläre dir nicht, was du lernen sollst, sondern wie du herausfindest, was du lernen sollst, und das funktioniert immer und an jeder Universität (mehr oder weniger). Ich erzähle z.B. an der einen Stelle, dass Immunologie für mich nicht die größte Rolle gespielt hat. An manchen Universitäten spielt es aber eine unglaublich große Rolle. Was du daraus mitnehmen sollst ist dann nicht, dass Immunologie nicht wichtig ist, sondern wie du mit Themen umgehst, die in deinem Fall nicht so wichtig sind. Im Großen und Ganzen möchte ich damit sagen: Ja ein paar Kleinigkeiten, sind an deiner Universität sicherlich anders, aber lass dich davon einfach nicht verwirren.

Einen Sonderfall gibt es noch: Es gibt einige wenige Studienorte, an denen ist das erste Staatsexamen über die Studienjahre verteilt und es werden die Leistungen in den Semesterprüfungen zusammengezählt. Jetzt könnte ich auch darauf eingehen, obwohl ich damit gar keine Erfahrungen gemacht habe, oder ich lasse es einfach sein, weil ich nur über die Dinge sprechen möchte, bei denen ich euch auch wirklich Mehrwert bieten kann.

Und noch ein Hinweis: Weil ich mich nicht so recht entscheiden konnte, wie ich mit dem »Gendern« umgehen sollte, großes I, Unterstrich, (m/w/d), Sternchen, wenn ja, wie viele ... habe ich mich entschlossen, nur jeweils die weibliche Form zu wählen, vielleicht ungewöhnlich, aber angesichts der Mehrheitsverhältnisse... Also: Der besseren Lesbarkeit wegen wird immer nur die weibliche Form benutzt (Studentin, Apothekerin), ohne natürlich alle anderen diskriminieren zu wollen.

Tamim

I. Die Basics

1. Work-Life-Balance gibt es nicht im Pharmazie-Studium

Jetzt denkst du vielleicht, dass ich dir erzählen werde, wie schlimm das Pharmazie-Studium ist und es deshalb nicht deine Schuld ist, dass du manchmal überfordert bist. Jede hört gerne, dass sie keine Schuld hat, aber ich muss dich enttäuschen. Die Überschrift sollte nur catchy sein – sorry, for being honest. Ich glaube Work-Life-Balance im Allgemeinen funktioniert nicht gut, das hat nichts mit dem Pharmazie-Studium zu tun.

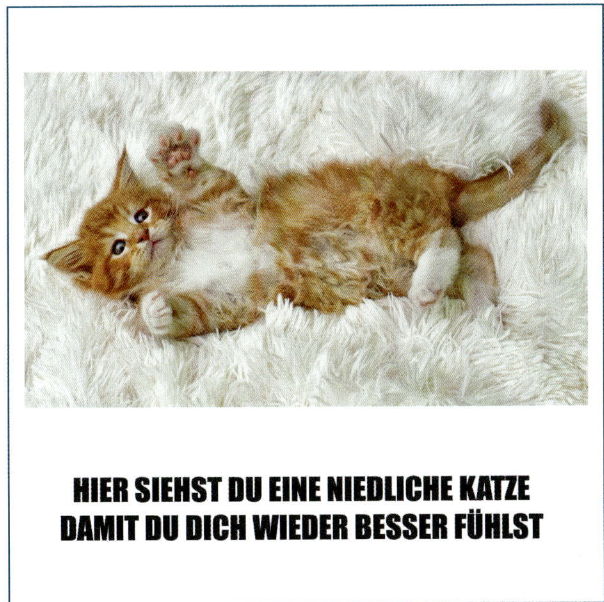

HIER SIEHST DU EINE NIEDLICHE KATZE
DAMIT DU DICH WIEDER BESSER FÜHLST

Um ehrlich zu sein, bin ich inzwischen wirklich kein Fan mehr von dem Begriff »Work-Life-Balance«. Mal angenommen »Life« ist ganz nett und angenehm, dann ist in der Betrachtung meist auch enthalten, dass »Work« das Schreckliche ist, von dem ich am besten so wenig wie möglich haben möchte. Gehen wir mal von dem unwahrscheinlichen Fall aus, dass du von deinen Eltern kein Vermögen erbst und irgendwie selbst für dich und deine Familie sorgen musst, wenn du mal groß bist. Dann bedeutet »so wenig wie möglich« für die meisten Leute 8 Stunden, jeden Tag, Montag-Freitag. Ein unschönes Konzept.

Gegenvorschlag: Ich mache 24/7, das was ich möchte und was mich meinen eigenen Zielen weiterbringt, mit manchen dieser Tätigkeiten verdiene ich eben Geld, bei anderen erhole ich mich oder verfolge andere Bedürfnisse. Ich habe neulich den Begriff »Work-Life-Integration« gehört – der gefällt mir besser. Könnt ihr mir noch folgen? Prima.

Vor meinem ersten Examen war ich mal auf einem »Work-Life-Balance« Seminar und obwohl ich mir danach die Unterlagen immer wieder angeschaut habe, habe ich heute alles davon vergessen – *außer* einer Tabelle, die seitdem die Grundlage meiner Lebensplanung ist. Wenn ich mir zum Beispiel zu Silvester anschaue, wo ich am Anfang des Jahres stand und was ich in dem Jahr erreicht oder auch nicht erreicht habe (glaubt mir, bei jeder funktionieren viele Pläne/Ziele/Ideen nicht), dann richte ich mich immer nach der gleich folgenden Matrix.

Wenn ich jetzt also Leuten erzähle, dass ich seit Jahren jeden Tag alles tue, um meinen Zielen näher zu kommen – no days off – dann kommen immer Fragen, wie:

- Aber man muss doch auch mal Zeit mit Freundinnen verbringen?!
- Familie ist doch auch wichtig?!
- Die ganze Zeit arbeiten ist ungesund?!
- Man muss sich auch mal Zeit für sich nehmen?!

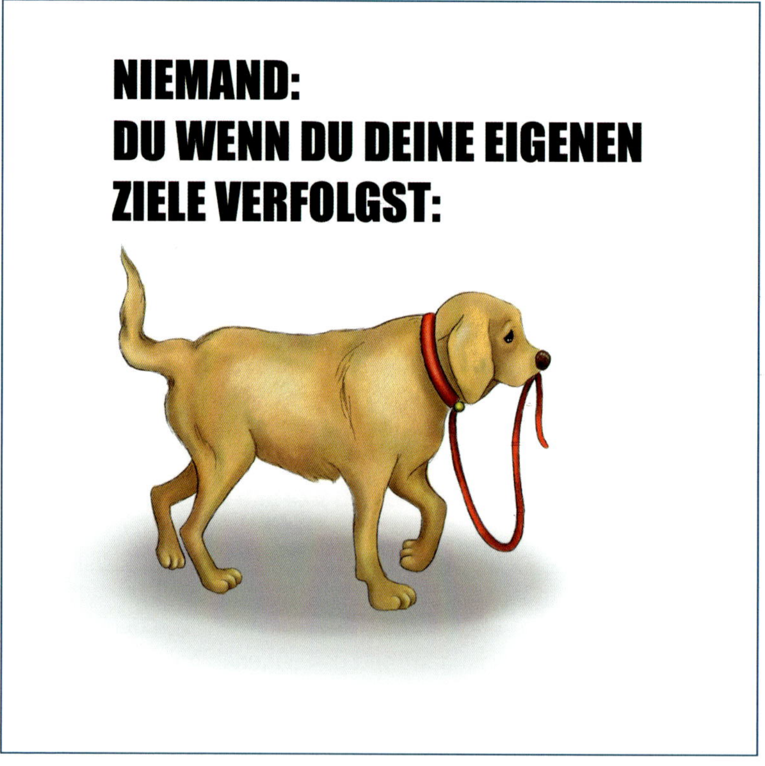

Okay, verstanden – aber sind das *keine* Ziele? Nur festzulegen welchen Notendurchschnitt du am Ende des Studiums haben möchtest und welchen Kontostand du mit 30 unbedingt erreicht haben musst und dann nur diese Ziele zu verfolgen – das klingt in der Tat ungesund. Das liegt dann aber nicht daran, dass Du Ziele verfolgst, sondern an ungesunder Zielsetzung.

Lange Rede kurzer Sinn, kommen wir nun endlich, wie versprochen, zu meiner lieben Matrix:

Gesundheit	Sinnliches
Erholsamer **Schlaf.** – Damit sollte man sich wirklich mal beschäftigen. Es gibt Dinge wie Nahrungsergänzungsmittel für die Abend-Routine, Schlafanalysatoren, etc. Das passt vielleicht noch nicht ins Studentinnen-Budget, aber du kannst es für nach dem Studium im Hinterkopf haben. Nicht zu viel ungesunder **Stress**. Eine **Ernährung**, die dich glücklich aber nicht dick macht (Das wäre ungesund.) Sport – der dich gesund hält, dir Spaß macht und mit dem Rest deines Lebens vereinbar ist.	Ein **eigenes Ziel** haben*[4] und irgendwie das Gefühl haben, dieses zu verfolgen, klingt auch ganz schön, oder? Wissen **warum** man das alles macht oder romantisch formuliert: wissen warum man am Morgen aufsteht. **Dankbar sein** für das, was man tut – Dankbarkeit soll ja eine gesunde Emotion sein, habe ich gelesen. Nein, Spaß, es ist wirklich etwas anderes, wenn du Sinn in deinen Tätigkeiten siehst.
Soziales*[1]	**Beruf**
Freundinnen – nicht so viele wie möglich, sondern die Richtigen! (An dem Punkt, Gruß an meine Freundinnen und Freunde, die hoffentlich auch mein großartiges Buch lesen.) :D **Partnerschaft**/Ehe*[2] – habe ich davon eine Ahnung? Nope. Aber, es ist wichtig, das weiß sogar ich. **Familie***[3]– erklärt sich von selbst, oder?	**Karriere**, Beförderung/**Weiterentwicklung** – stehen bleiben soll langweilig sein. Ich weiß es nicht, habe es nie ausprobiert. **Finanzielle** Absicherung. Ich glaube jede weiß worum es in dem Quadranten geht, oder?

*1 Das Thema Soziales kommt oft zu kurz, wenn es um Zielsetzung geht. Das ist auch verständlich, denn hier ist es schwer Ziele zu definieren. Aber gib dir verdammt nochmal Mühe damit! ☺

*2 Wenn du im Leben viel zu tun hast, ist abends lange wach bleiben, ohne produktiv zu sein, vielleicht Zeitverschwendung. Wenn du jedoch den Abend damit verbringst über (in meinem Falle) eine Frau, die vielleicht die Eine seien könnte, nachzudenken, mit ihr zu schreiben oder noch besser den Abend persönlich mit ihr verbringst – hey, dann kommst du deinem Ziel näher und musst dabei auch kein schlechtes Gewissen haben. Wenn Sie am Ende doch nicht die Eine ist, who cares, konntest du ja nicht wissen. Verstehst du jetzt warum richtige Zielsetzung so wichtig ist?

*3 Eine letzte Weisheit von der Karriere-affinen Referentin im Work-Life-Balance-Seminar: »Ein spannendes Arbeitsprojekt kommt nicht nur einmal im Leben« – du weißt auch, dass Prüfungen immer wieder kommen, »aber die Einschulung deines Patenkindes kommt nur einmal. Und es vergisst das nicht...« Habe ich monatelang vor dem Examen quasi nichts anderes gemacht, als zu lernen? Ja, natürlich. War ich eine Woche vor meinem Examen bei der Einschulung meines kleinen Cousins? Ja, natürlich. Das ist wirklich wichtig. Ich mache ausnahmsweise mal keinen Spaß. Übrigens finde ich, man kann sich an dem Tag sehr viel besser auf die im Leben wichtigen Personen konzentrieren, wenn man alles geplant hat und das Lernen einfach läuft. Also hilft gutes Lernen bei der Beziehung zu Familienmitgliedern? Ja.

*4 Ein netter Nebeneffekt davon, ein eigenes Ziel zu haben bzw. das eigene Ziel zu verfolgen: Wenn du mal etwas machen musst, das dir so gar keinen Spaß macht – und früher oder später kommt es immer dazu – dann ist das sehr viel erträglicher. Es ist nämlich nicht die eine Sache, die doof ist, sondern es ist ein kleiner doofer Teil von einem insgesamt großartigen Weg und Ziel, das dir persönlich wichtig ist. Die Betonung liegt dabei darauf, dass es dir persönlich wichtig ist und kein Ziel ist, das dir andere Menschen (vorzugsweise Familie und Freundinnen) unterbewusst einreden.

Ich glaube dir fallen spontan mindestens drei Sachen für jeden Quadranten ein, die dir dort besonders wichtig sind. Wenn nicht, nimm meine drei. Nein, Spaß, denk darüber nach, was dir wichtig ist, wie wichtig dir was ist und wie dein Leben aussehen soll.

Jetzt sitzt du in einem Kaffee, oder liegst im Bett – und denkst: »Ja, Tamim, für dich mag das vielleicht funktionieren, aber ich weiß eben noch nicht, was genau ich im Leben möchte und außerdem verändert sich sowas auch!« – you don't say. Ich habe aufgehört zu zählen, wie viele Freundinnen mir das gesagt haben. Das bringt uns zur zweiten Idee zum Thema Zielsetzung, die ich mit dir teilen möchte.

2. Einfach machen! Könnte ja gut werden

Wie Brendon Burchard in seinem Video sagt: »Vision doesn't land on you! It's not like you walk outside of the house one day and the piano of purpose falls on your head and suddenly – everything is clear. For most of us it requires diligence and work. (...)« (An der Stelle möchte ich dir sein Video »5 Rules for the Game of Life« auf YouTube ans Herz legen.)

In Englisch klingt so ein Zitat einfach cooler, aber hier die deutsche Übersetzung: Visionen fallen dir nicht einfach zu! Es ist nicht so, dass du eines Tages aus dem Haus gehst und das Klavier der Bestimmung landet auf deinem Kopf und plötzlich ist dir alles klar. Für die meisten von uns braucht es eine Menge Fleiß und Arbeit. (...)«

Das alles ist natürlich schwierig, vor allem mit Anfang 20, da bin ich bei dir: Keine Ahnung was ich in 10 Jahren machen/haben/sein möchte. Ehrlich gesagt, wenn du es genau wüsstest, obwohl du mit Anfang 20 noch quasi nichts gesehen und erlebt hast, müssten deine Ziele auch wirklich langweilig sein, oder?

Reden wir an der Stelle einmal über Karriere, immerhin soll es hier ja ein wenig um das Pharmaziestudium gehen. Du kannst es genauso auf alle anderen Bereiche, über die wir bis jetzt gesprochen haben, anwenden. Nur beim Thema Familie kannst du nicht so viele Varianten ausprobieren. – Oder doch? Nein, Spaß.

Ich beginne mal damit, es dir an meinem eigenen Beispiel zu erklären: Ich wollte immer »Naturwissenschaftler« werden – whatever that means. Erinnerst du dich noch daran, wie du dir die Forschung vorgestellt hast, als du noch in der Schule warst? Hahaha, nice try! Ich habe also versucht, so viel wie möglich mit den Assistenten, die man so aus den Laborpraktika kennt, über ihre Arbeit zu reden. Immer, wenn es sich ergeben hat, habe ich mit Professoren über ihre Arbeit geredet und gelesen, was gerade so neu ist in der Welt der Wissenschaften. Bald ergaben sich Möglichkeiten, Praktika in den Forschungsgruppen zu machen. Und wenn nicht, bin ich einfach auf einen Professor zugegangen und habe gefragt. »Ich würde gerne mal reinschnuppern, möchte keine Bezahlung, nur was Neues kennen lernen.« – Das funktioniert meistens. Wenn du das nicht machst, weil man ja nach dem Studium irgendwie einen Job finden *muss*, sondern weil es dich *deinem* persönlichen Ziel (siehe Kapitel 1) weiterbringt und *du* es deshalb für sinnvoll hältst, dann ist es auch nicht so schlimm, in der »Freizeit« ein paar extra Stunden in der Uni zu verbringen, du machst es ja schließlich für dich selbst. Wenn du das so zeitig wie möglich im Studium machst, dann ist es einfacher, denn es ist ganz klar, dass du noch nichts kannst. Kein Druck. Keine Erwartungen. Du bist stets bemüht, das reicht aus, du kannst nicht wirklich etwas falsch machen. Während des Praktikums habe ich vor allem eines getan: Fragen gestellt. Wie funktioniert das? Warum machen wir das? Was passiert danach? Was wäre, wenn? Kann ich dir irgendwie helfen? Was kommt als nächstes? Fragen stellen ist so unglaublich hilfreich! Das möchte ich gar nicht weiter erläutern. Das musst du einfach selbst ausprobieren: dich mit Menschen, die weiter sind als du, umgeben und Fragen stellen.

Im nächsten Praktikum bist du dann schon ein ganz klein wenig weniger unwissend und kannst das Gelernte vom Praktikum davor anbringen. Nach einigen Aufenthalten in verschiedenen Forschungsgruppen war ich nicht nur fasziniert davon, wie pharmazeutische Forschung funktioniert und was für spannende Ergebnisse am Ende rauskommen, sondern wusste auch ganz genau, dass es absolut nichts für mich ist. Oder netter gesagt: Ich bin nicht der richtige Typ Mensch dafür. Was für eine Enttäuschung. Nach all der Anstrengung. ☺

Nun musste ich nach einem neuen Ziel suchen – quasi von vorne beginnen. Da stellt sich natürlich die Frage, hätte ich mir vorher mehr Gedanken darüber machen sollen was ich machen möchte? Oder erst anfangen, wenn ich mir wirklich sicher bin? Welchen Sinn hat es, ein Ziel zu verfolgen, bei dem es relativ wahrscheinlich ist, dass es sich eh noch ändert wird, weil man noch so jung ist? Der Punkt ist, dass ich durch mein Ziel, später in die Forschung zu gehen, neue Erfahrungen gesammelt und dabei Neues gelernt, Neues über mich selbst gelernt hatte. Und auch nicht zu vergessen schon die ersten Kleinigkeiten in meinen Lebenslauf schreiben konnte.

Dabei habe ich die Dinge aus Eigenmotivation getan – das fühlt sich immer gut an – und nicht aus Angst vor meinem Professor oder davor, was meine Eltern darüber denken. Das neu Gelernte hat mir dann bei meinen nächsten Schritten weitergeholfen, mit denen ich das neue Ziel verfolgt habe.

Nach dem »Forschungs-Kapitel« war ich wieder neu auf der Suche. Pharmazeutische Industrie, klingt auch cool, dachte ich mir damals.

Die erste wichtige Frage, die man sich immer zu Beginn stellen muss: *Bin ich überhaupt gut genug?* Meistens ist die Antwort einfach: *Nein.* Deshalb solltest du dir die Frage eben gerade nicht am Anfang stellen! Leider machen wir es dennoch immer wieder. Warum? Hier eine stumpfe Erklärung: Immer, wenn wir etwas tun, kann es schief gehen und ursprünglich war es alles andere als ratsam, Dinge unüberlegt auszuprobieren. Wenn man das Dorf verlassen hat, um im dunklen Wald einen Bären zu erlegen, war das Worstcase-Szenario, gar nicht mehr wiederzukommen. Durchaus clever von uns Menschen, hier eine »Sorgen-Mentalität« zu entwickeln und dreimal über die Risiken nachzudenken, bevor wir etwas anfangen. Was passiert heute, wenn ich die Stadt verlasse und in den Wald gehe? Folgendes Worstcase-Szenario fällt mir ein: Ich knicke mit dem Fuß um, muss 20 Minuten auf den nächsten Bus warten, um nach Hause zu fahren und dann muss ich ein paar Tage etwas vorsichtiger sein, wenn ich ins Fitness-Studio gehe. Statt den Bären erlegen zu müssen, um ein Abendessen zu haben, lasse ich mir die Pizza nach Hause liefern. Verzeih mir die plumpen Übertreibungen. Was ich damit sagen möchte ist: Vor allem, wenn du Anfang 20 bist und keine Verpflichtungen hast, was hast du zu verlieren? Was kann im schlimmsten Fall passieren? Deshalb müssen wir unsere evolutionär entwickelte »Sorgen-Mentalität« immer mal einfach ausschalten – immer und immer wieder. Einfach ausgedrückt bedeutet das: Sei optimistisch! Geh erst einmal davon aus, dass es schon irgendwie klappen wird. Wenn du es wirklich willst, findest du immer einen anderen Weg – irgendwie. Das Worstcase-Szenario ist üblicherweise auch gar nicht so schlimm: Du »verschwendest« ein bis zwei Jahre. Dann lernst du dabei eine Menge interessanter Sachen und wenn du dann merkst, dass es doch nicht klappt, probierst du etwas Neues. Aber meistens lernst du, während du es immer und immer wieder versuchst, die Dinge, die dir am Anfang dazu gefehlt haben, um *gut genug zu* sein.

Außerdem ist es recht wahrscheinlich, ja, da hast du recht, dass wenn du etwas Neues ausprobierst und es nicht klappt ein paar von deinen »Freundinnen« lachen werden... Das muss ich nicht kommentieren, oder? ☺

Also – wenn du denkst, du bist nicht gut genug, probiere es trotzdem aus. Nur so merkst du, ob du es machen kannst. Da gibt es diesen großartigen Spruch, den mir meine Mama mal auf ein Kissen geschrieben hat, das sie mir zum 21 Geburtstag geschenkt hat: »Niemand weiß, was er kann, bevor er es versucht.« – Danke, Mama. ☺

Jordan Peterson, ein Psychologie-Professor aus Kanada, formuliert es großartig in seinen Reden: ›The Fool is the precursor to the saviour. (...) You have to be willing to be the fool in order to become the master.‹

Zu Deutsch: ›Der Narr ist der Vorbote des Retters. Du musst bereit sein, der Dummkopf zu sein, um der Meister zu werden.‹

Dieses Konzept finde ich unglaublich smart. Du bist immer schlecht, wenn du etwas Neues anfängst, und weil du nicht schlecht sein willst, fängst du nichts Neues an. So wirst du dich niemals weiterentwickeln.

DU, WIE DU ES GLEICH BEIM ERSTEN VERSUCH RICHTIG MACHST
DAS LEBEN, DAS DICH DARAN ERINNERT, DASS DU NOCH GANZ AM ANFANG BIST

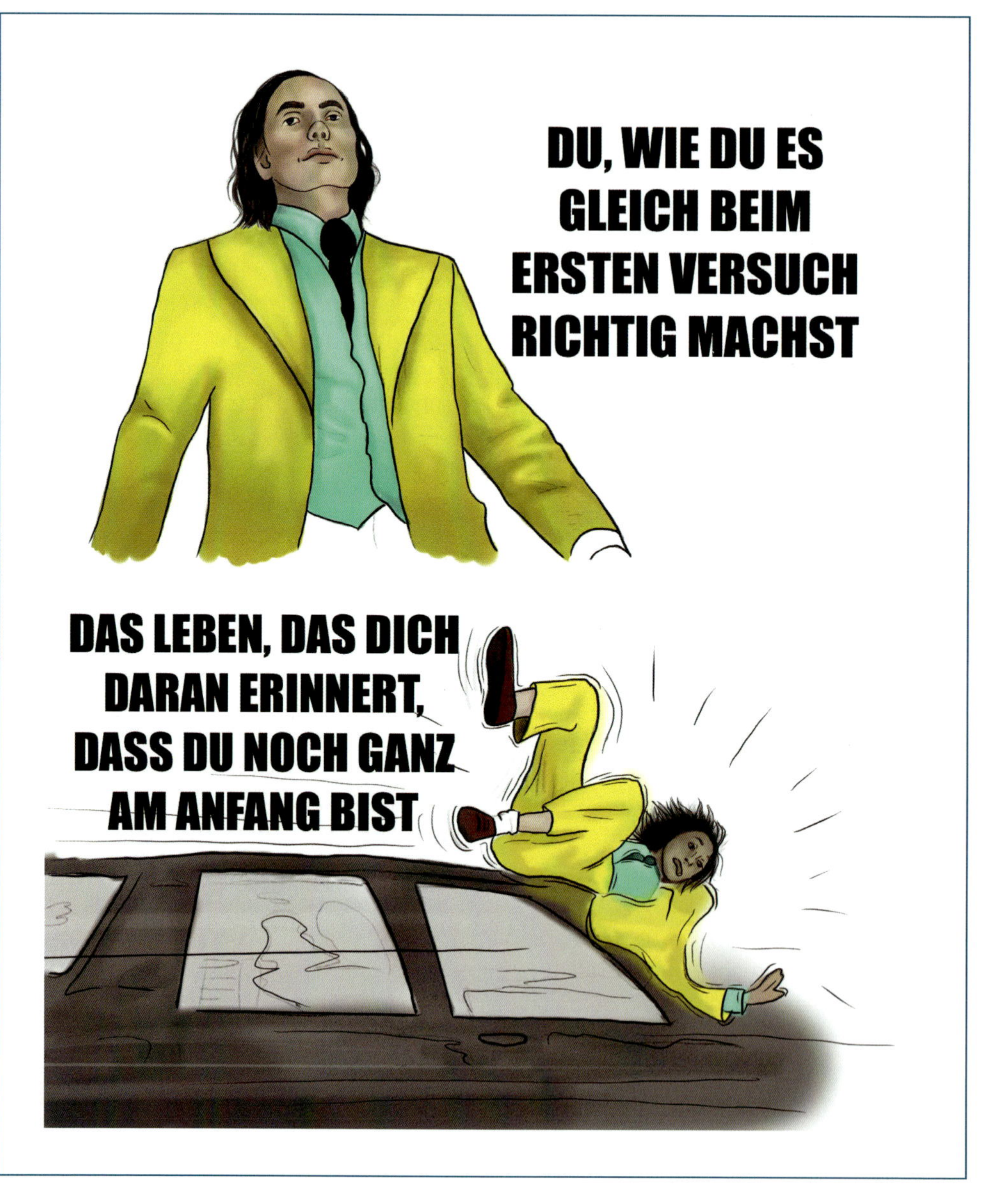

Kurze Anmerkung zur allgemeinen Situation: Ich glaube wir haben in unserer Gesellschaft das Problem, dass zu viele Menschen, die selbst nichts tun, sich darüber lustig machen, dass Menschen, die etwas machen, es nicht gut genug machen. Das ist ernsthaft ein Problem. – Genug Gesellschaftskritik, zurück zu dir.

Die nächste Frage, die du unbedingt schon zu Beginn lückenlos beantworten können solltest: *Wie genau gelangst du an dein Ziel?* Simple Antwort: *Du hast keine Ahnung.* Wenn ich mit Freunden darüber rede, was ich in den nächsten Jahren machen werde, nenne ich meine Pläne häufig »Ideen«. Weil, come on, was denkst du, wie clever du bist, dass du alle Einfluss-Faktoren einplanen kannst? Solange du eine Idee hast, was als nächstes anstehen könnte, ist alles gut. Du kannst dann immer noch spontan Möglichkeiten wahrnehmen und auf Probleme eingehen, umplanen. Am Ende kommt es eh nie so, wie du es dir vorgestellt hast. Das ist auch gut so, wäre ja sonst langweilig. Anfangen und einen Weg suchen – das ist der Weg. Das heißt aber nicht, dass du nicht planen solltest!

Wenn dich etwas berührt oder interessiert und du dich fragst »Sollte ich das tun?« – ist die Antwort immer: »Wenn nicht das, dann tu etwas anderes!« – »Aber was, wenn es ein Fehler ist?« – »Dann ist es eben ein Fehler.«

Du folgst einem Ziel und du hast keine Ahnung, ob es das richtige Ziel ist und ob du es richtig machst, aber du machst trotzdem etwas und probierst es aus – und dabei lernst du mehr über dich, über deine Ziele und wirst besser. So werden deine Ziele immer konkreter. Wenn du 50 m gehst und nur 5 m vorankommst, dann kommst du immer noch 5 m voran und bleibst nicht stehen. Das Problem ist, dass, wenn du stehen bleibst, fällst du zurück, weil alles um dich herum sich weiterbewegt.

Entwickelst du dich nicht, dann bleibst du zurück. – Natürlich ist etwas so Geniales nicht von mir, sondern von Jordan Peterson.

Ich bin zu jung, um es wirklich selbst erfahren zu haben, ich kann nur wiedergeben, was Psychologen sagen: Menschen, die stehen geblieben sind, weil sie nicht wussten was sie tun sollten, und erst bemerken, dass sie stehen geblieben sind, wenn sie 40 Jahre alt sind – well then they have a serious problem!

Es ist auch nicht so, dass uns das erst im Alter bewusstwird. Nicht umsonst lesen wir in vielen Tinder-Profilen: »You do not regret what you have done but what you haven't done.«

Nachdem ich die Forschungskarriere geistig an den Haken gehängt habe wollte ich das Arbeiten in der Industrie ausprobieren – schwierig, so ohne Arbeitsvertrag. Was dabei wirklich hilft ist, alle Artikel über Bewerbungsprozesse, die du auf Plattformen wie Linkedin und Xing findest, zu lesen, auf Konferenzen/Messen zu gehen und die Leute, die beim Essen neben dir stehen (Stell dich *nicht* immer zu deinen Kommilitonen!) nach ihrem Arbeitsalltag zu fragen. Die typische Antwort, die du dann bekommst, ist: »Ich habe keinen Arbeitsalltag, jeder Tag ist anders.«. Die meinen das nicht böse, das ist wirklich so. Deine nächste Frage ist dann: »Na wie war denn gestern Ihr Arbeitstag?« Irgendwann merken sie, dass du es ernst meinst und ihr landet in einem interessanten Gespräch. Wenn nicht, dann weiter zum Nächsten – Übung macht den Meister. Aber nicht übertreiben, es soll ja trotzdem noch Spaß machen.

Fragen stellen hilft. Irgendwann hast du dann endlich einen Praktikumsplatz in der Industrie – das fühlt sich dann kurz so an, als ob du es geschafft hättest. Hm, so close! Das ist erst der Anfang. Wie geht es weiter? Erstmal strengst du dich richtig an, nicht weil dein Chef das verlangt, sondern weil *du* so viel wie möglich lernen *willst*. Es geht hier ja schließlich um deine eigenen Ziele und um niemand anderen. Dann fragst du die Leute dort, die schon etwas weiter sind als du, ob sie mit dir Mittagessen gehen oder Zeit für einen Kaffee haben. Die Fragen gehen dann von vorne los: »Woran arbeitest du gerade? Welche Probleme gibt es denn dabei? Und wie läuft das so ab?« Erinnerst du dich? Mit Leuten umgeben, die weiter sind als du, und Fragen stellen. Immer und immer wieder. – So lernst du zumindest ein bisschen schneller ein bisschen mehr kennen. Du fängst an zu verstehen, worum es bei verschiedenen Berufsbildern geht, du fängst an zu verstehen, was für verschiedene Karrierewege notwendig ist. Das hilft dir natürlich dabei um einzuschätzen, ob dich die Laufbahn reizen würde und welche Fähigkeiten du dafür erlernen musst bzw. dir auf dem Weg weiterhelfen würden. Ein netter Nebeneffekt: Wenn du später in der Arbeitswelt unterwegs bist und du schon einmal tiefgründiger über die Position des Menschen, der dir gegenübersitzt, nachgedacht hast und weißt, welche Fähigkeiten und Eigenschaften man für diesen Karriereweg benötigt, kannst du auch die Person dir gegenüber besser einschätzen. Kurz gesagt: du lernst die Arbeitswelt ein kleines Stückchen besser kennen. Wenn du die Arbeitswelt ein bisschen besser als deine »Konkurrenz« kennen gelernt hast, dann wirst du bei der nächsten Gelegenheit durchdachtere und fundiertere Fragen stellen können. Du lernst dabei auch immer bessere Fragen zu stellen und du lernst immer mehr Leute und immer mehr kennen – es gleicht schon fast einem exponentiellen Wachstum. Diese wunderschöne Aufwärtsspirale hat damit begonnen, dass es du kein Problem damit hattest, Dinge zu tun, in denen du schlecht warst und Fragen zu Themen zu stellen, von denen du keine Ahnung hast. › ‹ – Erinnerst du dich? Im Kapitel »Matthew-Effekt« geht es dann weiter mit den tollen Aufwärtsspiralen.

Wenn du abends mit deinen Freundinnen zusammensitzt, sagt ihr dann »So jetzt ist mal Freizeit! Jetzt reden wir nicht über Uni und Arbeit!«? Dann such dir neue Freunde! – Okay, vielleicht war das jetzt ein wenig überreagiert. Ich möchte das an der Stelle nicht weiter ausdehnen, aber hast du schon mal von dem Konzept gehört, dass man der Durchschnitt der fünf Menschen ist, mit denen man sich am meisten umgibt? Auch sehr wichtig, zum Beispiel wenn es um die Auswahl der Lerngruppe geht, aber damit soll es dazu an dieser Stelle reichen.

Wenn du abends im Bett liegst, dann denkst du darüber nach: »Hm. Wäre das, was ich heute gehört habe was für mich? Was davon könnte mir gefallen und was ist eher nicht so meins?«

Wenn du an etwas arbeitest oder deine Zeit mit Lernen verbringst, wirst du immer mal kleine Momente haben, in denen dir bewusst wird, was du gut findest, oder sagen wir mal irgendwie ein bisschen besser findest als den Rest der Aufgaben. Ich habe zum Beispiel beim Lernen gemerkt, dass ich beim Strukturieren des Lernstoffs mehr Spaß hatte als bei anderen Aspekten des Lernens. Ich habe mich immer wieder dabei erwischt, wie ich darüber nachgedacht habe, wie ich jemandem die Thematik, die ich mir gerade anschaue, möglichst simpel erklären kann und dabei vor allem auf Unterschiede zwischen verschiedenen Prozessen wert gelegt. Das war am Anfang nur ganz grob, aber mit der Zeit habe ich immer und immer wieder darüber nachgedacht, was mir Spaß machen würde, was ich machen/sein möchte und irgendwann hatte ich folgendes Bild vor Augen:

Ich stehe im weißen Hemd und blauer Krawatte in einem modernen Konferenzraum. Meine Ärmel habe ich hochgekrempelt, da ich schon einige Stunden bei der Arbeit war, es gibt schließlich bedeutende Probleme zu lösen. Umgeben bin ich von den smartesten und vor allem ambitioniertesten Menschen in ihrem Gebiet. Und das sind Gebiete, von denen ich keine Ahnung habe – weil ich gerne Neues lerne. An den Wänden sind große Whiteboards angebracht, an denen wir die kom-

ICH, WIE ICH MIT ALL MEINEN FREUNDEN CHILLE, DIE MEINE VERRÜCKTEN ZIELE VERSTEHEN

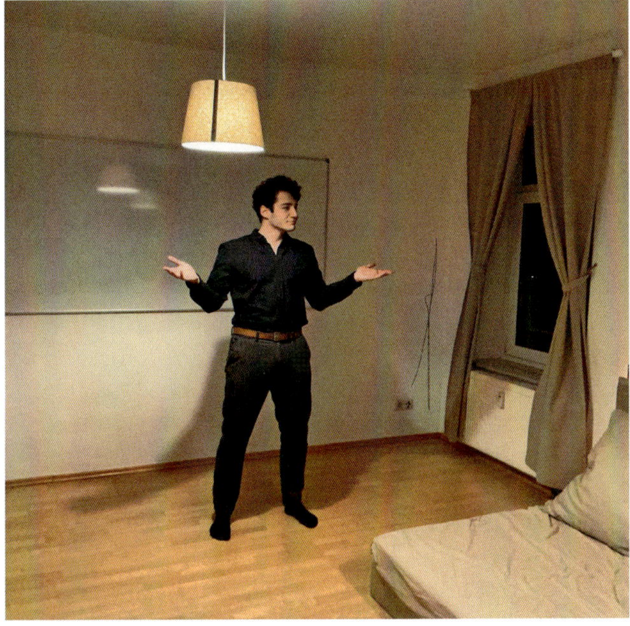

plexen Zusammenhänge dargestellt haben. Die Welt ist davon abhängig, dass wir eine Lösung für die Probleme finden. Real impact.

Ziemlich abstrakt und irgendwie komplett gesponnen, findest du? Da möchte ich dir keineswegs widersprechen. Aber diese Vision hat mir gefallen und hat mich angetrieben, damit konnte ich mich identifizieren. Irgendwie erschien es sinnvoll, sich dafür anzustrengen. Habe ich heute einsehen müssen, dass die Krawatten aussterben, so treibt der Rest der Vision mich noch heute an und hilft mir bei der Wahl meines Berufswegs. Aus dieser Vision konnte ich so einige für mich wichtige Charakteristika meines »Traumjobs« ableiten, aber an dieser Stelle genug von meinen persönlichen Träumen.

By the way: Solche Gedanken hast du natürlich öfter, wenn du in Ruhe eine Nachtschicht einlegst, obwohl du eigentlich noch genug Zeit bis zur nächsten Prüfung hast und dann sitzt du alleine in einer fast leeren Bibliothek. Jaja, ich bin eine Eule und du eine Lerche, deshalb kannst du keine Nachtschicht machen – dann steh ein paar Stunden vor allen anderen auf, das kommt der Nachtschicht nahe. Wenn man morgens mit seinen Kommilitonen in der Bibliothek sitzt und in zwei Tagen eine schwierige Prüfung ansteht, fokussiert man sich natürlich erstmal darauf, dass man im aktuellen Lernstoff vorwärtskommt. Da hat der Kopf selbstverständlich keine Kapazitäten, um über Visionen nachzudenken – das sollte er in diesem Moment vielleicht auch gar nicht.

Wenn du lange genug nachdenkst wirst du eine Vision finden, die dir wirklich gefällt. Ich bin mir sehr sicher, dass dir so etwas nie einfallen wird, während du »deine Freizeit im Park genießt«, weil Lernen so doof ist. Dabei wirst du nicht herausfinden, wofür du lernst, deshalb bleibt Lernen doof, und naja ... Abwärtsspirale des 0815-Studenten. Wie ironisch, oder? Du musst viel lernen, um den Grund dafür zu finden, viel zu lernen.

Warum das alles?

Mit all den Anstrengungen, und ganz viel Zeit, ganz vielen Fehlern und Versuchen, aber auch regelmäßigen kleinen Erfolgen, wirst du irgendwann immer genauer wissen, was du eigentlich willst. – Jetzt stellt sich natürlich die Frage, warum soll dich das alles interessieren, wenn du doch eigentlich ein Buch darüber lesen wolltest, wie du dein Studium besser bewältigst.

Warum erzähle ich so viel darüber, was du außerhalb des Studiums machen kannst? Weil du dann nicht nur verstehst, wofür der Lernstoff im Allgemeinen gut ist, sondern auch, welcher Lernstoff warum für dich persönlich wichtig ist.

›Du gehst as soon as possible kurzzeitig aus der Uni raus, zum Beispiel als Praktikant in der (Berufs-)Welt‹, um zu lernen, was du willst und dann kehrst du zurück in die Uni, um das zu lernen, was du für dich und deine Ziele brauchst. – Wohl gemerkt für deine aktuellen Ziele, die sich noch ändern werden, aber das schadet an der Stelle nicht, Hauptsache du hast zunächst eine innere Motivation, die am besten nichts mit der Angst vor dem Durchfallen zu tun hat.

Gedanklich die Uni verlassen oder einmal für zwei Tage auf einer Konferenz (Pharmacon, Expopharm u.v.m.) sein, reicht an der Stelle meistens schon aus, um die wichtigsten Eindrücke zu sammeln.

Am Ende weiß jeder, dass das Studium wichtig für die eigene Karriere ist und die Karriere braucht man, um im Leben nicht ganz unten zu landen und das alles möchte man, weil man irgendwie ein bisschen brauchbar für die eigene Familie sein möchte. Soweit so gut, ich glaube aber man braucht mehr Details, mehr Erlebnis, mehr Konkretes, sonst passiert, was wir alle kennen:

- »Der Professor will uns nur damit quälen.«
- »Das brauche ich doch nie wieder.«
- »Warum lernen wir das eigentlich?«
- »Die Assistenten haben Spaß daran, uns durch die Prüfung fallen zu lassen.«

Das eigene Ziel zu verfolgen bringt einen raus aus der Opfer-Rolle und man nimmt die Dinge selbst in die Hand.

Netter Nebeneffekt meines Versuches einer Forschungskarriere: Als ich direkt nach dem ersten Studienjahr einen Monat in einer Arbeitsgruppe unterwegs war, habe ich den Leuten, die sonst meine Prüfungen bewerten, am Mittagstisch zugehört und wusste daher quasi aus direkter Quelle, dass es den Assistenten eben nicht darum geht Leute rauszuwerfen und sie wirklich darüber nachdenken, wie sie den Studenten den Lernstoff beibringen können, aber auch, dass sie nun mal zugleich andere Probleme (z.B. ihre Promotion und eigene Karriere) im Kopf haben und sich deshalb nicht um jede Extrawurst der Studenten kümmern können.

3. Viel hilft viel

Auch, wenn man das alles gerne tut, weil man damit die eigenen persönlichen Ziele verfolgt, verlangt das Studieren eine Menge Anstrengung. Nicht nur Anstrengung, sondern auch eine Menge Gefühl von Versagen, Ablehnung und Enttäuschungen. Da stellt sich die Frage – warum zur Hölle sollte ich auch nur daran denken, das alles auf mich zu nehmen?!

Damit noch nicht genug, außerdem wird dir niemand von außen sagen, dass du die Dinge tun sollst. Der einzige, der das tut, bist du selbst. Aber du kennst dich selbst. Du machst nicht einfach das, was du dir selbst sagst. Es ist als würdest du immer wieder mit der Peitsche hauen, aber dann doch wieder prokrastinieren. Du weißt nicht was du tun sollst, und wenn du es weißt, dann machst du es trotzdem nicht.

Du bist wie eine schlechte Chefin und gleichzeitig eine schlechte Angestellte. Du solltest dich selbst feuern und jemand anderes finden, die du sein kannst. Aber mit beiden musst du irgendwie auskommen. Der Punkt ist, du musst verstehen, dass du nicht deine eigene Dienerin bist, du bist jemand, mit der du Verhandeln musst und jemand, der du die Möglichkeit geben möchtest, ein gutes Leben zu führen. Das ist aber gar nicht so einfach. Du musst dich selbst behandeln wie eine gute Chefin ihre wertvollste Angestellte behandeln würde und nicht wie eine Tyrannin ihre Sklavinnen. Denn es ist immer nur eine Frage der Zeit, bis die Sklavin rebelliert. Dafür musst du nicht nur der Ansicht sein, dass du selbst wertvoll bist, sondern du musst dich selbst fragen, so wie wenn du mit jemandem verhandeln würdest, der für dich arbeiten soll: »Was kann ich für dich tun, damit du gerne für mich arbeitest? Bzw. Was möchtest du haben, damit du gerne das tust, was ich möchte?« Als ich von dem Konzept bei Jordan Peterson gelesen habe, war ich so fasziniert davon. Es ist so smart! Das musste ich unbedingt mit dir teilen.

Warum ich dir das an der Stelle erzähle ist, weil du um motiviert zu sein viel zu geben, auch ein großes Ziel vor Augen haben musst. Dagegen hat »Du musst viel arbeiten, damit dein Leben ganz ok sein wird.« noch niemanden morgens aus dem Bett gebracht. Kein Wunder, es ist ja auch wenig verlockend. »Du musst viel machen, dafür bekommst du aber auch richtig viel« ist schon eine vollkommen andere Verhandlungsbasis. Deshalb glaube ich, dass wir nicht die Anstrengungen aufbringen können, die notwendig sind, um unsere Ziele zu erreichen, wenn unsere Vorstellungen von der Zukunft nicht aufregend genug sind. So oder so wird das Leben nicht einfach – dann streng dich wenigstens für etwas an, das sich lohnt.

Kurzer Reminder: Arbeit hat in dem Kontext nicht zwangsläufig etwas mit einem Job zu tun, bei dem du Geld verdienst und Ziele haben nicht zwangsläufig etwas mit Gehalt und Traumjob zu tun. Es geht vielmehr darum, was für ein Mensch du sein und werden möchtest und was du tun musst, um dahin zu kommen (siehe Kapitel 1). Wenn es zum Beispiel dein Ziel ist extrovertierter aufzutreten, dann ist es die entsprechende Arbeit, auf Konferenzen und in der Bibliothek offener auf Menschen zuzugehen, obwohl oder gerade, weil du Angst vor der eventuellen Ablehnung hast. Sogar auf Partys auf neue Leute zuzugehen, mit Leuten Feiern zu gehen, die du noch nicht so gut kennst, zählt dann zu der »Arbeit« die du tust, um deinem Ziel näher zu kommen.

Dann verfolgst du dein eigenes Ziel und es ist groß. Das wird dich herausfordern und das fühlt sich gut an – aber Warum? Warum fühlt sich nur ein großes Ziel bedeutungsvoll an? Warum hat es Bedeutung für ein aufregendes Ziel zu arbeiten und warum fühlt es sich sinnlos an, für ein kleines, einfaches Ziel zu arbeiten, bei dem du dir sicher bist, dass du es erreichen wirst? Was ist falsch mit uns, dass wir Herausforderungen suchen? – Hier ist ein Erklärungsansatz:

Du hast ein inneres Verlangen besser zu werden. Warum? Weil du weißt, dass das Leben hart ist, vielleicht ist es nur im Unterbewusstsein, vielleicht hast du es schon erlebt. Du weißt auch, dass du dafür nicht gut genug bist. Das blenden wir natürlich gerne aus, wenn die nächste Ersti-Party ansteht. Aber du weißt, dass der Moment im Leben kommt, an dem du Verantwortung für andere übernehmen musst, für deine Kinder, für deinen Partner, deine Eltern brauchen dich. Es kommt früher oder später der Moment, in dem Dinge passieren, die dir nicht gefallen werden und dann bist du lieber darauf vorbereitet: Ein Familienmitglied hat eine schwere Krankheit. Eine Person, die dir wichtig ist, stirbt.

Nun habe ich an dieser Stelle als junger Mensch, gerade raus aus dem Studium, und mit Lebenserfahrung nahe null, das Bedürfnis ein weiteres Zitat von Jordan Peterson anzubringen – weil, was weiß ich schon:

»Das Leben ist hart. Was tust du angesichts des Elends? Naja, du akzeptierst es und dann versuchst du es zu verringern. Beginn bei dir selbst. Wozu bist du gut? Reiß dich zusammen. So dass, wenn deine Mama stirbt, du nicht in der Ecke herum jammerst, sondern du bei der Planung der Beerdigung helfen kannst. Damit du für dich selbst geradestehen kannst und andere sich auf dich verlassen können.«

Menschen, die dir am Herzen liegen, werden dich brauchen. Du wirst unangenehme Entscheidungen treffen, die andere betreffen werden, die nötig sind, um Gutes zu tun. Wie sollst du dazu in der Lage sein, wenn du nicht einmal unangenehme Entscheidungen treffen kannst, die nur dich selbst betreffen? Zum Beispiel jetzt mit dem Lernen anzufangen. Das weißt du – mehr oder weniger bewusst. Herausforderungen, Fehlschläge und neues Ausprobieren machen dich besser und du wirst brauchbar für die Leute um dich herum. Deshalb glaube ich, dass du wirkliches Glück nur spürst, wenn du ein herausforderndes Ziel im Auge hast und du das Gefühl hast, dich diesem Ziel zu nähern – wie langsam es auch immer gehen mag.

Spätestens jetzt wird klar, dass ich dir hier nichts von einer Abkürzung oder dem »10 Minuten-Sixpack Workout« des Pharmaziestudiums erzähle, sondern ich erzähle dir davon, wie du es richtig machen kannst. Oder bleiben wir mal auf dem Teppich: von dem Weg, den ich für den Richtigen halte. Es gibt sicher auch noch andere Wege, was weiß ich schon. Und ich hoffe, dass du mir folgen kannst, wenn ich den »leichten« Weg für sinnlos halte.

Wir studieren schließlich nur einmal, zumindest im Normalfall. Wenn du schon die vier bis fünf Jahre in der Universität verbringst, dann nutze sie doch zumindest dafür, wirklich etwas bewirken zu lernen, und nicht nur ein paar mehr Strukturformeln als vorher (vorübergehend) im Kopf zu haben. Du kennst vielleicht schon den Spruch: *»Einfache Entscheidungen führen zu einem schwierigen Leben. Schwierige Entscheidungen führen zu einem einfachen Leben.«* Ob es im Leben wirklich so ist, kann ich nur bedingt beurteilen – mit Mitte 20 habe ich die meisten Dinge wohl noch vor mir – aber im Studium ist es so. Das kann sogar ich schon sicher sagen. Wenn du am Anfang die schweren Entscheidungen triffst, zahlt es sich am Ende aus. Gar nicht unbedingt, weil du den zeitig gelernten Lernstoff anwenden kannst – du kennst dein Gehirn – nur eine Frage der Zeit, bis du alles wieder vergessen hast. Viel mehr, weil du

Fähigkeiten erlernst, die dich zum Beispiel beim Lernen weiterbringen und weil du lernst mit schwierigen Situationen umzugehen und das so früh wie möglich. Da wir gerade bei coolen Sprüchen sind, einen habe ich noch: »*Die Dinge werden nicht leichter, sondern du wirst stärker.*«

Ganz ohne Ziele geht es nicht, denn wenn du kein Ziel hast, weißt du gar nicht was du machen sollst. Wenn es nicht zumindest dein Ziel ist zu überleben, würdest du noch nicht einmal die Mühen auf dich nehmen, die es braucht, um etwas zu essen. Warum duschen, wenn es nicht dein Ziel ist gepflegt zu sein? Oder zumindest hygienisch genug zu leben, um keine Krankheiten zu bekommen. Zumindest »Freundschaften haben« braucht es als Ziel, um sich extra Sachen anzuziehen um raus zu gehen. Ganz ohne Ziel würdest du noch nicht einmal mit deinen Freundinnen in den Park gehen.

Wenn du ehrlich bist, dann hat jede Ziele, auch wenn sie sich nie wirklich Zeit genommen hat, darüber nachzudenken. Das Ziel später mal einen Job zu haben und damit vielleicht sogar genug Geld zu verdienen, um gut leben zu können, hat wahrscheinlich jede. Auch Gesundheit und Glück ist irgendwo jeder wichtig. Alles Standard, alles unspezifisch. Warum hörst du so wenig Menschen über ihre großen, verrückten Ziele reden? Warum hast du bist jetzt deine Ziele klein, unspezifisch und diffus gelassen? Naja, erstmal – warum solltest du sie überhaupt klar und deutlich formulieren wollen? – because you don't get, what you don't aim at! Du musst dich an irgendwas orientieren, sonst kannst du gar nicht entscheiden, was du tun sollst.

Das Problem aber mit klaren Zielen ist, du definierst nicht nur, wann du Erfolg hattest, sondern du definierst auch, wann du versagt hast. Wenn dein Ziel diffus ist, dann weißt du beides nicht wirklich. Du weißt es eigentlich, aber es wird dir nicht bewusst.

Noch ein Konzept von Jordan Peterson, das mich umgehauen hat, weil es die Sache so auf den Punkt bringt. Dein *großes Ziel ist wie ein Ideal*, das du erreichen willst. Ein Ideal ist immer eine Richterin. Gegenüber deinem Ideal wirst du immer zurückfallen. Denn, naja, wenn du dein Ideal erreichen würdest, wäre es nicht mehr dein Ideal. Dein Ideal ist also immer besser als du. Weil du niemals so gut bist, wie dein Ideal, richtet es über dich und verurteilt dich, weil du schlechter bist.

Du brauchst ein *Ideal* als Ziel, aber wie kannst du davon profitieren ein Ideal zu haben, ohne dich die ganze Zeit selbst zu hassen, weil du schlechter bist als dieses?

Hier ist der erste Schritt: du brichst dein großes, spannendes Ziel herunter in kleinere *Teilziele*, die realistischer zu erreichen sind. Für dein Teilziel fragst du dich sowas wie: »Was ist der nächste Schritt, um meinem Ziel näher zu kommen?«. Dein Teilziel sollte natürlich immer noch herausfordernd sein, damit du dich weiter entwickeln kannst und nicht stehen bleibst, obwohl du deine Ziele erreichst. So weißt du wo du hin musst, aber bist nicht zerschmettert aufgrund deiner Entfernung zum Ziel.

Als nächstes ein ganz pragmatischer Ansatz Warum ist es nicht so schlimm, wenn du beim Erreichen deiner wirklich großen Ziele versagst, warum können überdurchschnittlich große Ziele sogar entspannend sein? Naja, weil selbst, wenn du beim Erreichen deines großen Ziels komplett versagst, versagst du meistens noch über dem Durchschnitt. Also mal davon abgesehen, dass du dein Ziel nicht erreicht hast, bist du immer noch besser als die anderen, die ihr kleines Ziel erreichen, immer noch besser als diejenigen, die sich das Ziel nicht gesetzt haben. Das ist schonmal ein Anfang, oder?

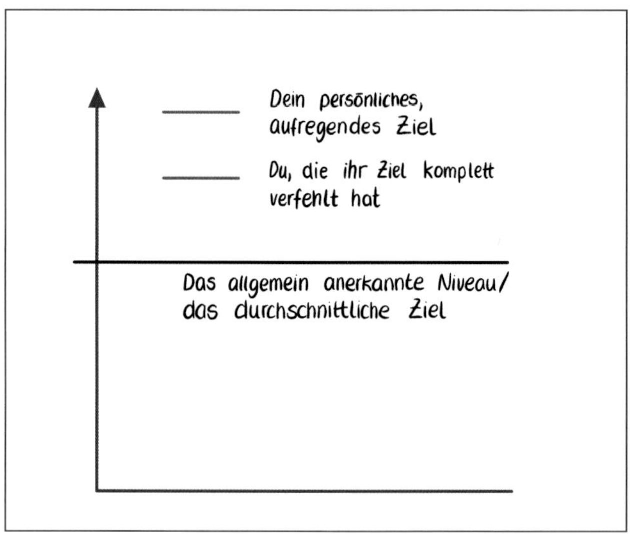

Auf das Gefühl oder das Konzept »auf einem ganz anderen Level zu sein«, kommen wir noch einmal im Kapitel »Matthew-Prinzip« zurück. Bevor du aber vor lauter Entsetzen das Buch zu schlägst – Entwarnung: hierbei geht es nicht darum, dass du besser als deine Freundinnen und Kommilitoninnen sein sollst. Konkurrenzdenken ist uncool. Es geht in eine andere Richtung, bleib gespannt.

Ein Beispiel, für das in der Grafik dargestellte Prinzip: Mein erstes Examen wollte ich *richtig* machen. Ich wollte die naturwissenschaftlichen Grundlagen richtig verstehen, weil das ursprünglich der Grund war, warum ich angefangen hatte Pharmazie zu studieren. Dementsprechend habe ich mir natürlich mehr Zeit dafür genommen. Und über das gesamte Jahr haben sich meine Ziele immer wieder leicht verändert (wie in Kapitel 2 beschrieben). Worauf ich an dieser Stelle hinaus möchte: An einem gewissen Punkt habe ich mir vorgenommen eine 1,0 zu schaffen. – Das schafft er eh nicht, denkst du dir jetzt? – Da hast du Recht. Ich habe versagt, es ist nur 1,75 geworden und ich hatte die Jahrgangsbestnote erreicht. Immer noch weit entfernt von 1,0 – but who cares? Und darum geht es mir! Wenn du so weit über dem Durchschnitt liegst, dass es eigentlich egal ist, wie viel genau du schaffst, weil du so oder so am Ende richtig viel geschafft hast. Es ist nicht mehr der externe Druck, dass du dein Ziel erreichen musst: wenn dein Ziel bestehen ist und du dein Ziel nicht erreichst, hat das mehr oder weniger ernsthafte Konsequenzen, zumindest musst du die Prüfung wiederholen. Es liegt dann nicht mehr in deinem Ermessen, ob du »genug« geschafft hast. Das Ziel 1,0 war es mir wert mehr zu tun, als ich für jedes kleinere Ziel gemacht hätte. Aber darüber haben wir schon ausreichend gesprochen (siehe oben). Worum es hier eigentlich geht: *Habe ich genug erreicht?* – die Entscheidung lag am Ende ganz bei mir und das geht nur bei sehr großen Zielen. Ich könnte dir jetzt erzählen, warum ich mit diesem Jahr sehr zufrieden, sogar glücklich bin. Aber es geht nicht darum, was ich in diesem Jahr erreicht habe. Es geht darum, dass ich es für mich selbst entscheiden kann, ob es genug war. Streng genommen kannst du das natürlich immer machen, aber es ist einfacher, wenn du weiter entfernt von externen Einschätzungen und Standards bist. Mit weiter entfernt meine ich darüber liegen, nicht darunter. Kannst du mir noch folgen?

Wenn du dir also vornimmst richtig viel zu schaffen, dann weißt du, dass auch, wenn du nicht alles schaffst, es gar nicht so schlimm ist, weil du immer noch »genug« geschafft hast. – das ist der beruhigende Effekt großer Ziele.

Wie genau kannst du feststellen, ob du wirklich genug geschafft hast? *Was heißt genug?* Wann bist du genug vorangekommen? Fragen wir mal wieder Jordan Peterson: Du brauchst ein Maß, an dem du messen kannst, ob das, was du machst, funktioniert. Wenn du schaust, ob dein Plan funktioniert hat – dann vergleichst du dich quasi mit deinem Ideal. Dein Ich, dass dein Ziel erreicht hat, ist dein Ideal und so willst du sein. Per Definition bist du jedoch immer schlechter als dein Ideal. Praktisch gesehen bist du immer dann schlechter als dein Ideal, wenn dein Ziel so groß war, dass du es gar nicht erreichen kannst. Wenn du dein Ziel so klein machst, dass du es auf jeden Fall erreichen kannst – dann bist du am Ende nicht enttäuscht. Es fordert dich aber auch nicht heraus und das macht es langweilig und unbedeutend.

Du könntest auch versuchen, dich mit anderen zu vergleichen. Das funktioniert auch relativ gut in einer Lernphase im Studium, weil hier alle in einem sehr ähnlichen Boot sitzen. Das funktioniert vielleicht auch sehr gut, wenn du Anfang 20 deine Karriereziele aufstellst, aber je älter du wirst, desto schwieriger wird es, sich mit anderen zu vergleichen. Zuallererst, weil die Lebenswege so unterschiedlich sind und viel mehr, weil du die anderen nicht kennst. Du weißt nicht alles über sie. Insbesondere zu Zeiten von Social Media ist es gefährlich, sich mit anderen Leuten zu vergleichen. Klassisches Beispiel: »Deine Nachbarin fährt ein tolles Auto, aber liegt abends weinend im Bett, weil ihr der Sinn im Leben fehlt.« (Sorry, für das flache Beispiel, aber manchmal kann man mit stumpfen Beispielen Dinge am einfachsten verdeutlichen.) Du weißt, worauf ich hinaus möchte, oder?

Und so ist es auch mit deinem Ideal: du kannst dich vor allem deshalb nicht mit deinem Ideal vergleichen, weil du dein Ideal nicht gut genug kennst. Worauf musste dein Ideal verzichten, um an das Ziel zu kommen? Vielleicht etwas, worauf du nicht verzichten möchtest, weil es deinen Zielen widersprechen würde. Du kannst dich aber nicht einfach nicht vergleichen, weil du dann nicht weißt, ob du dich vorwärtsbewegst oder stehen bleibst. Naja, und wenn du dich nun nicht mit anderen oder deinem Ideal vergleichen kannst, weil du sie nicht gut genug kennst – mit wem kannst du dich dann vergleichen? Wen kennst du gut genug? Naja – dich selbst. Dich selbst – gestern. Vergleich dich mit dir selbst zu einem früheren Zeitpunkt.

Du vergleichst dich heute mit dir selbst gestern. Dabei geht es nicht darum zu schauen, ob du gestern mehr oder weniger als heute geschafft hast. Es geht darum zu schauen, ob du heute Abend weiter bist als gestern Abend. Und das machst du immer, jeden Tag.

Das ist die mit Abstand beste Methode, um besser zu werden. *Du zielst zwar auf ein Ideal, aber du kontrollierst deinen Fortschritt durch den Vergleich mit deinem alten Ich.*

Auf einmal ist es okay für dich zu versagen. Sogar an deinen eigenen Zielen zu scheitern, weil du am Ende des Tages schaust, okay, bin ich durch das, was ich gemacht habe, besser als gestern geworden? Es ist ja so, dass du typischerweise nicht komplett versagst. Meist ist es doch so, dass du insbesondere bei ambitionierten Zielen, zwar nicht alles erreichst, aber doch einen beachtlichen Teil davon. Du kommst also deinem langfristigen Ziel schon näher, etwas langsamer vielleicht.

Und das ist ein Gedanke, der dir immer helfen kann, egal wie schlecht du bist und ganz besonders, wenn du schlecht bist (und du bist immer schlecht, wenn du etwas neu anfängst). Du kannst jedes Ziel verfehlen, aber du wirst immer besser.

Irgendwann wirst Du es lieben, große Ziele zu verfehlen. *Achtung: Ab hier wird es crazy.* – Wenn du nicht vorsichtig bist, sondern das wirklich machst, wird der Rest deines Lebens daraus bestehen, dass Leute dich fragen: »Wtf, warum machst du das?« und du sagst: »Na, weil ich keine Ahnung habe, wie das geht.« Und dann hast du immer mehr Ahnung von immer mehr Dingen und du machst Dinge, von denen niemand versteht, warum du sie machst und dabei auch noch Spaß hast.

NORMALE MENSCHEN, DIE DICH AUF DEM WEG ZUM ERFOLG BEOBACHTEN, ALS WÄRST DU VERRÜCKT
DA FUCK THEY DOIN OVA DER

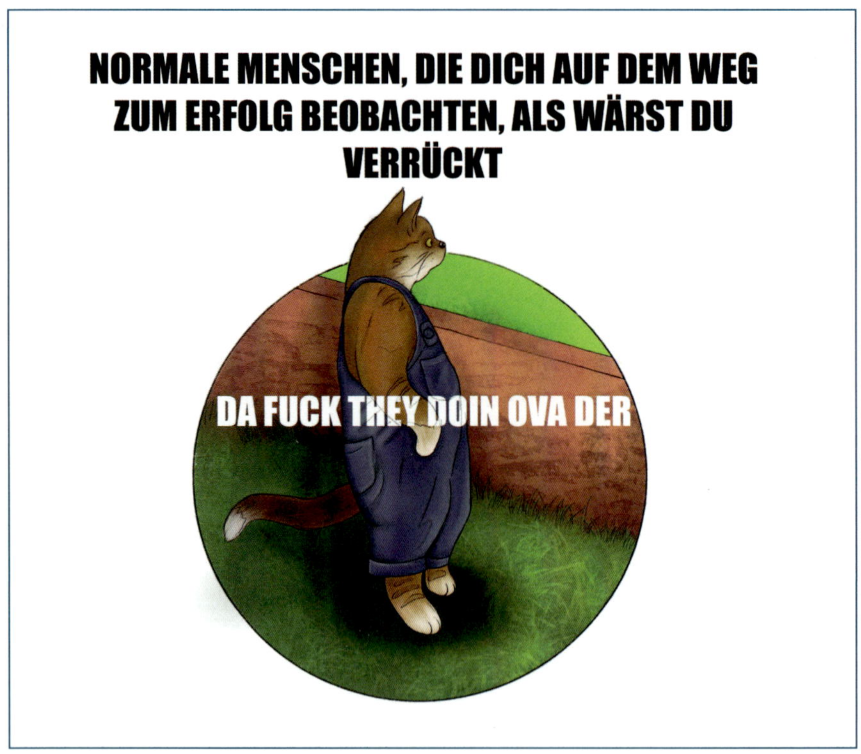

An der Stelle ein Zitat von Les Brown: »*It's crowded at the bottom and it's lonely at the top, but you eat better! That's what I'm talking about.*« Aber all das kannst du nur erleben, wenn du wirklich anfängst die unangenehmen und schwierigen Dinge anzugehen und das auch noch aus Eigenmotivation, nicht weil die Professorin dir mit einer Prüfung droht.

Weil ich das alles so cool finde, kritisiere ich es, wenn jemand den einfachen Weg geht, wenn es jemandem reicht »ok« zu sein, wenn jemand sagt »man muss es ja nicht übertreiben«. Das ist mein Problem damit, wenn Menschen nach Ihrem Abitur ein Jahr lang reisen, um sich Zeit für sich selbst zu nehmen und sich selbst zu finden, ohne wirkliche Herausforderungen. Dann kommen Sie ein Jahr später wieder und haben ihre Leidenschaft gefunden – surprise, surprise: »traveling the world« *#instatravel* Wie viel das nun gebracht hat ... nun, du kannst dir meine Meinung dazu sicher denken.

Disclaimer: Ich rede nicht über wirklich herausfordernde Reisen (wie auch immer die aussehen sollen), sondern über die klassischen, über eine Agentur gebuchten, Australien-Trips.

Das wollte ich schon immer mal los werden, aber jetzt genug davon, – zurück zu dem eigentlich bodenständigen Charakter dieses Buches. Das alles mal zusammengefasst: Du hast Ziele, die du nie erreichen wirst, aber für die es unglaublich viel Spaß macht sich anzustrengen. Du verlierst die ganze Zeit, wirst dabei immer besser und hast auch daran Spaß. Und du schaffst viel mehr, als wenn du kleine Ziele verfolgen und auch erreichen würdest. Am Ende hast du kein Ziel erreicht, aber dadurch, dass du immer besser geworden bist, hast du am Ende viel mehr erreicht, als du es dir hättest vorstellen können. Und das macht gute Laune. ☺

Zurück zu den etwas weniger angenehmen Momenten: Man sagt nach jedem Tief kommt ein Hoch, also immer, wenn es unangenehm wird weißt du, dass es bald wieder aufwärts geht. Du weißt ja schließlich, dass du auf dem richtigen Weg bist.

Soviel zur Theorie, aber manchmal in der Praxis, manchmal ist der Moment so hart, dass du das Positive nicht sehen kannst. Du bist kurz vor dem zusammenbrechen. Wenn du dann ein bisschen Abstand von der Situation nimmst, dann wird dir meist wieder klar, dass es gut ist und du hast wieder neue Kraft.

Ich möchte dir an der Stelle von den letzten Nächten vor meinem ersten Examen erzählen. Die Vorbereitung sollte in meinem Leben der Wendepunkt werden: von ganz gut zu richtig, richtig gut (so wie oben schon einmal angerissen). Ich habe mich ein Jahr lang darauf vorbereitet. Ich habe mich selbst dazu entschieden ein Jahr lang dafür auszusetzen. Ich habe mich selbst dazu entschieden, anstatt mich nur auf das Lernen zu fokussieren, währenddessen verschiedene Praktika in Arbeitsgruppen zu absolvieren. Ich habe verschiedene »Nebenprojekte« verfolgt, die ich alle für richtig hielt und verschiedene Lernmethoden ausprobiert – all diese Entscheidungen hätten sich als kompletter Bullshit herausstellen können. Das ganze Jahr – jeden Tag die eigenen Ziele verfolgt (das war für mich in der Form damals das erste Mal) – das alles könnte sich als komplett sinnlos herausstellen, wenn ich am Tag der ersten Prüfung auf einmal ein Blackout haben würde. Oder vielleicht habe ich irgendwas grundsätzlich falsch gemacht und merke es nicht und alles würde nicht aufgehen. Warum ich das alles erzähle: Das war wirklich viel Druck.

Es lief gar nicht so schlecht (das lässt sich jetzt leicht sagen), aber natürlich nicht annähernd so, wie ich das ursprünglich mal geplant hatte. Und jetzt war ich nachts in der Bibliothek. Stell dir vor nachts um drei: Die Bibliothek ist fast leer. Ich war – auch emotional – völlig allein, weil die meisten meiner Freundinnen das Examen ein Jahr eher geschrieben hatten und keine, die ich kannte, den gleichen Weg eingeschlagen hatte. Dementsprechend hatte keine die gleichen Ziele und damit zusammenhängenden Probleme. Keine konnte mich »verstehen«. Es war auch schwer sich zu vergleichen. Dadurch wusste ich nicht, wie ich die aktuelle Lage einschätzen sollte. Besonders in den letzten Nächten vor dem Examen habe ich immer wieder überlegt, was ist, wenn irgendwas schief geht und ich eine schlechtere Note bekomme als erwartet. Was, wenn ich ein Blackout habe und alles durcheinanderbringe? Was, wenn ich trotz der besten Strategie mich beim Übertragen auf den Lösungsbogen irre und sogar durchfalle? Und das alles nachdem ich allen ein Jahr lang gesagt habe »Ich werde ein richtig gutes Examen schreiben.« Jeder wusste, ich habe, fast jeden Tag, ein Jahr lang was dafür gemacht. Für wie dumm halten mich die Leute, wenn sie hören ich sei durchgefallen? Ich war mit einigen unserer Professorinnen im Kontakt, die zumindest nicht das Wenigste von mir gehalten haben – was werden Sie dann denken? Wie viele werden mir sagen: »Ich habe dir doch gesagt, das klappt nicht.« Und wie viele werden das hinter meinem Rücken sagen? Wie ungern hätte ich diesen Menschen recht gegeben!

Und nach all dem gab es für mich ich in den Nächten nur einen Gedanken, der mir weitergeholfen hat! Nein, es war nicht: »Bald ist es vorbei. Ich will, dass es einfach nur vorbei ist.« – Nein, das wäre ein Zeichen von purer Schwäche und aufgeben. (Sowas gibt es in diesem Buch nicht! ☺) Ich habe mir immer gesagt: »Auf all das werde ich in fünf Jahren zurückblicken und egal, was in den nächsten Tagen passiert, ich werde darüber lächeln können. Irgendwie wird schon alles gut gehen, egal wie schief jetzt alles läuft.« Und dann habe ich versucht schon an dem Abend zu lächeln.«

Es gab natürlich eine Menge Leute, teilweise sowas ähnliches wie Freundinnen, die damals meinen Weg verspottet haben und all denen hätte ich in diesem Moment nur zu ungern recht geben. Aber, wenn wir ehrlich sind, das Worst-case-Szenario wäre gewesen, dass ich es sechs Monate später im Zweitversuch wieder geradegebogen hätte. Diese Alles-wird-gut-Einstellung hat mir genug Abstand gegeben um wieder sehen zu können: ich habe über das Jahr eine Menge wertvoller Erfahrungen gesammelt; darunter: mit einem wirklich unangenehmen Moment klar zu kommen, eine der wertvollsten Fähigkeiten, die ich erlernen konnte. Und dann kamen die Gedanken, dass ich gerade in dem Tief bin, in dem ich so viel lernen werde, dass das nächste Hoch noch viel höher wird. Und all das ist eine gute Sache. Und so wird auch die Nacht vor der Prüfung eine gute und irgendwie emotional schöne Erfahrung. Zugegeben – wenn du bei solchen Gedanken am Ende nachts lächelnd in der Bibliothek sitzt, dann kommst du dir schon ein wenig gestört vor. Aber, hey, so be it.

Funfact: Es wurde ein gutes Examen, der Erfahrungen haben mir wundervoll weitergeholfen und alles hat sich ausgezahlt. Also falls du gerade bei meiner dramatischen Story mitgefiebert hast – happy end.

Disclaimer: Jeder wunderschöne Weg, jedes erfüllende Ziel, bringt auch einen Teil mit sich, der ein bisschen mistig ist. Das ist auch okay. Man sagt so schön: Das ist das Leben, das dich testet, ob du wirklich willst, was du da machst.

Ich glaube tatsächlich, dass es kein größeres Glück gibt, als das Gefühl, wirklich harte Momente zu meistern, die den eigenen, wirklich aufregenden Zielen dienen. Abschließend lässt sich nur noch sagen: »*When you're going through hell, keep going.*« – and enjoy. ☺

4. 100 % geben ist schlecht

Im letzten Kapitel habe ich erzählt, warum du immer viel machen sollst und jetzt sage ich dir, du sollst nicht 100 % machen, spätestens jetzt bist du dir sicher, dass ich dieses Buch nicht ganz nüchtern geschrieben habe.

Fast. Im Leben sollst du viel tun, richtig viel, um ein richtig gutes, richtig wertvolles Leben zu haben! Aber wenn du dir deine Aktivitäten für ein bestimmtes Ziel oder für eine Aufgabe anschaust, dann ist es hilfreich das *Pareto-Prinzip* immer im Hinterkopf zu haben.

Schon davon gehört? Um sicher zu gehen, erkläre ich es hier ganz kurz und oberflächlich. Achtung Geschichtsstunde – Im 20. Jahrhundert untersuchte der italienische Ökonom Vilfredo Pareto die Verteilung des Grundbesitzes in Italien: ca. 20 % der Bevölkerung besaßen ca. 80 % des Bodens. Diese Verteilung hat er dann in den unterschiedlichsten Bereichen wiedergefunden. Brechen wir die Geschichtsstunde mal an dieser Stelle ab – diese 80/20-Verteilung wird seitdem Pareto-Prinzip genannt.

Nochmal kompliziert formuliert: »*Die Pareto-Verteilung beschreibt das statistische Phänomen, dass eine kleine Anzahl von hohen Werten einer Wertemenge mehr zu deren Gesamtwert beiträgt als die hohe Anzahl der kleinen Werte dieser Menge.*« (Wikipedia)

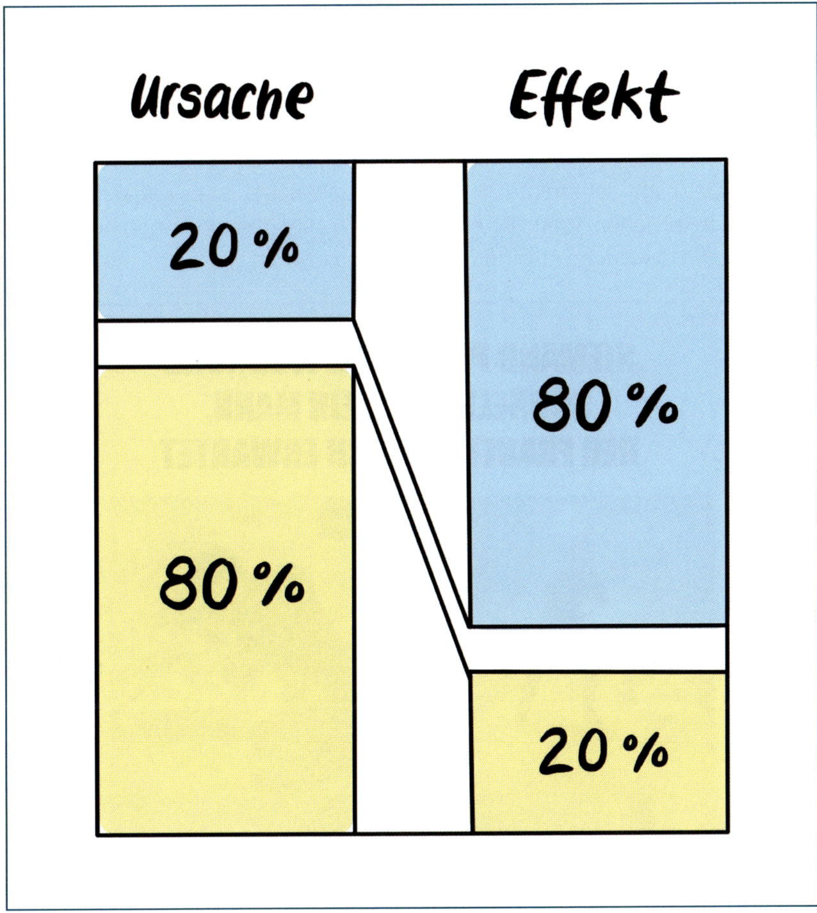

Die ursprüngliche Regel, dass 20 % des Inputs für 80 % des Outputs verantwortlich sind, wird heutzutage sinnbildlich dafür verwendet, dass sich bei vielen Aufgaben mit einem vergleichsweise kleinen Einsatz bereits der Großteil der Probleme lösen lässt.

Ich habe lange überlegt, wie ich dir das näher bringe, auch bei Recherchen habe ich keine Story gefunden, die mich ausreichend begeistert hat, um sie mit dir zu teilen. Nach längerem Nachdenken finde ich es jedoch recht plausibel, fast schon selbsterklärend, dass verschiedene Tätigkeiten zum Erreichen eines Ziels unterschiedlich stark beitragen. Kannst du mir folgen? Oder andersherum gefragt: Für wie wahrscheinlich hältst du es, dass jede Teilaufgabe exakt den gleichen Mehrwert für das Erreichen des Ziels hat? *Das heißt, wir können priorisieren.* Und das war eigentlich schon der wichtigste Satz des Kapitels. Ich könnte jetzt aufhören, aber, weil es gerade so viel Spaß macht, möchte mich noch ein wenig dazu auslassen, warum du nicht nur priorisieren kannst, sondern sollst oder nahezu musst! Spielen wir hier einmal ein *pharmazierelevantes* Beispiel durch:

Stellen wir uns einmal vor, du bekommst Besuch und weil dir dein Besuch besonders wichtig ist, machst du vorher extra deine Wohnung sauber. Wenn du deine ganze Wohnung richtig putzt, bis in jedes Eck, dann machst du es besonders vorbildlich – 100 %, die typische Strebervariante. Ich mag Spontanität und mein Tagesplan ist eh immer zu voll. Wenn ich also Besuch bekomme, habe ich maximal eine halbe Stunde Zeit zum Saubermachen. Dann ist es durchaus ratsam zu überlegen, was denn das Wichtigste ist? Wenn dein Besuch sich voraussichtlich nur im Wohnzimmer aufhalten wird, dann hat es Sinn, genau da zu beginnen. Wenn du danach noch Zeit hast, kannst du mit den anderen Zimmern weitermachen. Wahrscheinlich wirst du es aber nicht schaffen, 100 % zu erledigen, daher ist es hilfreich mit dem Wichtigsten angefangen zu haben. Wenn ihr euch dagegen zum gemeinsamen Kochabend verabredet habt, der nur in der Küche stattfinden wird, fang dort an.

NIEMAND PUTZT EINE WOHNUNG
SCHNELLER ALS EIN MANN,
DER FRAUEN-BESUCH ERWARTET

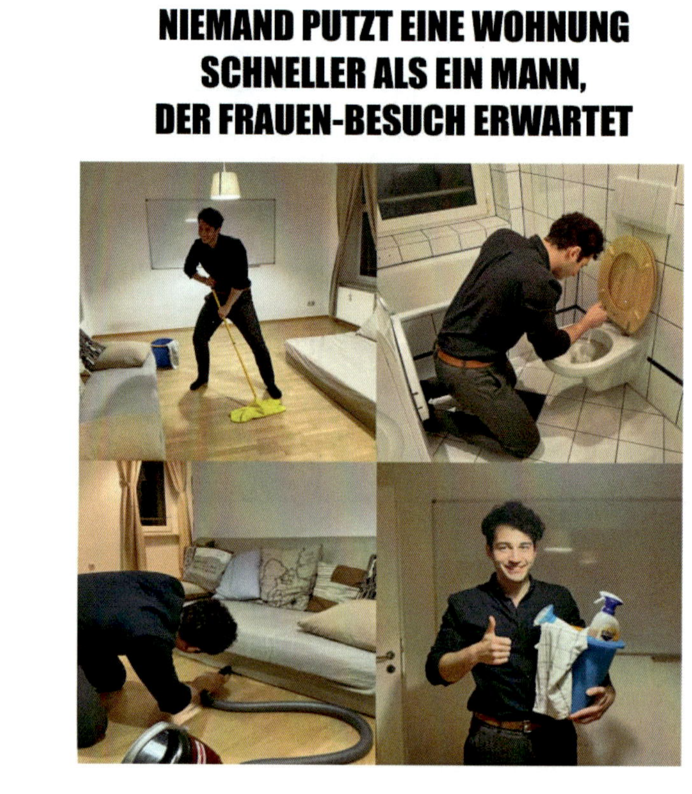

›Oder, du überlegst, was dich deinem Ziel, einen schönen Abend mit deinen Freunden zu haben‹ näherbringt: dein Schlafzimmer aufzuräumen, das dein Besuch wahrscheinlich eh nicht sehen wird (kommt natürlich auf den Besuch an ☺) oder ein paar Snacks für den gemeinsamen Spieleabend vorzubereiten. Da wir als Pharmazeuten aber selten zu viel Zeit haben, bleiben wir doch einfach bei dem sauberen Wohnzimmer. Ich glaube ihr wisst jetzt, worauf ich hinaus möchte und ich kann mir den Rest der Haushaltsstunde sparen. Ich mache nämlich so oder so nicht gerne sauber.

Reminder: Du hast schon beim Erstellen des Putzplans gemerkt, dass es schwierig wird, die wichtigsten Stellen der Wohnung zu putzen, wenn du nicht weißt, wie der Abend ablaufen soll. Du kannst nicht priorisieren, ohne zu wissen, welches Ziel du mit deinen Tätigkeiten verfolgst. Das ist der zweite Grund, warum wir Ziele brauchen und deshalb haben wir das in den ersten Kapiteln lang und ausführlich besprochen. (Natürlich kann sich das Ziel später wieder ändern usw., aber an der Stelle soll es genug der Wiederholung sein.)

Wenn man unbedingt 100 % des Outputs erreichen möchte, liegt es nahe, dass man 100 % des Inputs investieren muss. Soweit so gut, das ist den meisten Menschen schon bewusst. Wenn die Ressourcen (Zeit, Motivation, Willenskraft, etc.) aber mal etwas knapp sind und man nicht 100 % aufbringen kann, dann kann man, wenn man richtig schlecht priorisiert, im Worst-case Szenario, obwohl man 80 % der Aufgaben erfüllt, nur 20 % der Ergebnisse erreichen – das klingt nach einem stark demotivierenden und ernüchternden Ergebnis, oder?

In der Umsetzung ist es meistens das Schwierigste an jedem Projekt (Vortrag, Lernphase, etc.), die richtigen 20 % zu finden. Das Unangenehmste ist dann, wenn man die richtigen 20 % gefunden hat, sich radikal darauf zu fokussieren. Behalten wir das einmal im Hinterkopf und ich zeige dir in einem späteren Kapitel am Beispiel Lernen, was ich damit meine.

Dass die 80/20-Regel aber nicht nur deine Lern-Routinen verbessern kann, will ich dir noch kurz an zwei alltäglichen Beispielen zeigen. Wie schon erwähnt, ist feiern für mich keine Sünde, die man am Wochenende machen kann, weil man »frei« hat, sondern durchaus etwas, das ich bewusst und gerne tue. Es kann durchaus einiges zur Persönlichkeitsentwicklung beitragen. Es ist wichtig die kleinen Erfolge zu feiern, das macht einen stark, um die Down-Phasen durchzuhalten. Neue Leute kennen lernen ist in vielerlei Hinsicht erstrebenswert. »Erfahrung« in sozialen Gefügen zu sammeln ist auch positiv. Last but not least, wenn die Arbeit zu anstrengend wird und man nicht weiter weiß, ist ein bisschen Dampf ablassen eine gesunde Sache.

Um also mein Partyleben etwas aufzupäppeln, kam es dazu, dass ich ein paar Wochen lang jede greifbare Partygelegenheit mitgenommen habe – mit dem nicht überraschenden Ergebnis, dass ich in den anderen Bereichen nahezu gar nicht voran kam. Entweder ich war, nachdem ich ausgeschlafen hatte noch beim Sport, dann hatte ich nicht mehr genug Zeit, um sie in der Bibliothek zu verbringen oder ich hätte den Sport weglassen müssen. Ich konnte also nicht genug, schlafen, meinen Zielen entsprechend viel lernen, Sport machen, um körperlich und mental fit zu sein und gleichzeitig jeden Tag feiern. You don't say, wirst du dir jetzt denken. Worauf ich hinaus möchte, ist, dass ich für mich selbst gemerkt habe, dass wenn ich ein bis zweimal pro Woche Feiern gehe (20 % Input) einen ähnlichen Effekt habe (80 % Output), wie, wenn ich jeden Tag feiern gehen würde (100 % Input). Seitdem nehme ich mir in fast jeder Lebenslage die Zeit ein bis zweimal in der Woche feiern zu gehen. Nur selten gehe ich öfter oder seltener feiern. Ein Beispiel dafür: ein paar Wochen vor dem zweiten Examen habe ich aufgehört feiern zu gehen und in dem Monat nach dem Examen, war ich dann ein wenig mehr unterwegs.

Das alles klingt vielleicht wenig überraschend. Ich will damit auch nicht sagen, dass Feiern unabdinglich für eine gesunde Persönlichkeitsentwicklung ist – das kannst du selbst entscheiden. Ich finde hieran sieht man nur sehr schön wie breit man das Pareto-Prinzip für die »persönliche Weiterentwicklung« anwenden kann.

Das Gleiche kann man auch mit Netflix-Serien durchspielen. Was gibt es dir Netflix-Serien zu schauen? Oft macht man es abends zum »Runterkommen«. Ich will jetzt nicht darüber reden, ob es bessere Wege gibt abends zu entspannen. Vielleicht gibt es sie, ich bin mir nicht sicher. Ich schaue abends auch gerne ein bisschen Netflix. Aber auch hier kann man sich fragen, was bzw. wie viel muss ich tun/Zeit dafür investieren, um bereits den Großteil des Ziels zu erreichen. Zwei »Regeln« (das klingt jetzt ein wenig hart) sind bei mir dadurch entstanden:

1) Ich schaue vor dem Schlafen üblicherweise nur eine Folge.
2) Ich schaue abends keine spannenden Action-Serien, bei denen eine Folge eine ganze Stunde dauert. Sondern entspannte 20–30 min Folgen (z.B. Two and a half men, Big Bang Theory, oder zurzeit: Modern Family).

Dabei mag ich Action-Serien durchaus, nur, wenn ich mich abends kurz entspannen möchte, bringen sie mich meinem Ziel nicht näher. Wenn ich an einem Freitagabend meinen Hintern aber mal nicht hochbekomme und es mir gerade in den Kram passt – dann schaue ich die spannende Action-Serie. In der Situation würde mich alles andere langweilen.

Das Ziel im Auge behalten und immer reflektieren, wie man sich seinem Ziel am meisten annähern kann – ganz einfach. ☺

Warum ist es so wichtig, sich auf die wichtigen 20 % zu konzentrieren, warum nicht einfach immer 100 % machen? – Nach dem Pareto-Prinzip wird es nun Zeit, über das *Opportunitäts-Prinzip* zu sprechen.

5. Du sagst immer nein, du hast immer Zeit

Erinnerst du dich an unsere kleine Haushaltsstunde, in der ich dir vom Wohnungsputz erzählt habe? Deine Ressource Zeit kannst du nur einmal verwenden. Nach dem du die verbleibenden 10 Minuten vor dem Eintreffen der Gäste in die Snackplatte investiert hast, kannst du diese 10 Minuten nicht auch ins Saubermachen stecken. Selbsterklärend, oder? Anders gesagt: In dem Moment, in dem du dich zum Weiterputzen entscheidest, hast du dich gleichzeitig dafür entschieden, dass es nichts zu Essen gibt.

Jetzt hast du sicher Freundinnen, die es trotzdem schaffen alles zu machen. Sie sind so diszipliniert und vorbildlich: 100 % der Wohnung geputzt, Häppchen vorbereitet und die Gardinen auch noch schnell gebügelt – einziger Nachteil: Wenn du sie besuchst sind sie so gestresst von der Vorbereitung, dass der gemeinsame Abend darunter leidet. Ich sage nicht, dass das unbedingt schlecht ist, vielleicht gibt es ja Leute, die das mögen. Ich sage nur, dass die Entscheidung, jede Kleinigkeit im Haushalt zu erledigen, mit der Entscheidung für eine Menge Stress und gegen einen entspannten Kopf einhergeht.

Was jetzt die richtige Entscheidung ist, liegt ganz klar am persönlichen Ziel jeder einzelnen. Was ich damit sagen möchte ist: alles hat seinen Preis. Disziplin ist gut – aber nur sinnvoll, wenn man die richtigen Dinge diszipliniert angeht. Also solltest du dich immer fragen: »Möchte ich das wirklich?« Die Menschen, die schon einmal bei mir waren, wissen wo ich meine Prioritäten setze: entspannt zu sein und eine schöne Zeit mit meinen Freundinnen zu haben – dafür müssen meine Freundinnen meist bei der Vorbereitung des Essens helfen, weil ich vorher nicht dazu gekommen bin. Ob sie das schlimm finden, weiß ich nicht, aber bis jetzt sind sie trotzdem immer wieder gekommen. ☺

MEINE FREUNDINNEN, DIE NOCH NIE ZU MIR KAMEN UND ALLES WAR SCHON VORBEREITET

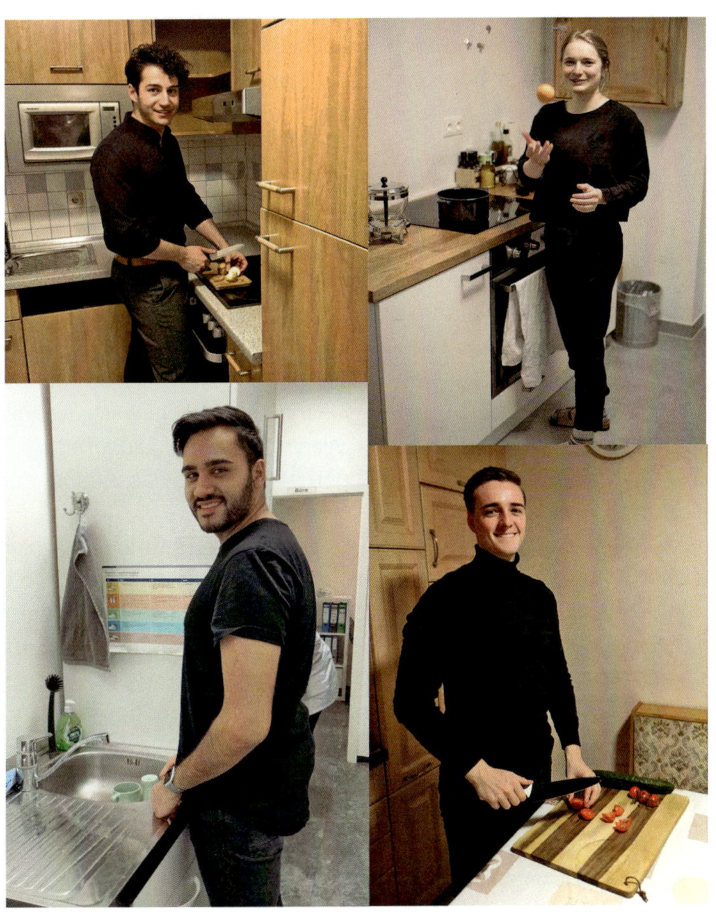

In dem Moment, in dem du »Ja« zu einer Aktivität sagst, sagst du gleichzeitig »Nein« zu etwas anderem.

Ist Kochen entspannend? Ja! Ist es genauso entspannend wie Netflix? Das musst du für dich selbst entscheiden. Und hab die Antwort im Hinterkopf, wenn du das nächste Mal eine dreiviertel Stunde in der Küche verbringst, weil Kochen so entspannend ist und du danach ein schlechtes Gewissen hast, eine 20 min-Netflix-Folge zu schauen. Vielleicht ist die Kombination aus 15 min einfachem Essenzubereiten und 30 min Netflix unterm Strich für dich entspannender als 45 min Kochen. Dann ist es für dein Ziel – am Abend zu entspannen, um morgen wieder produktiv sein zu können – die bessere Lösung.

Es ist nicht nur die Frage: Ist Thema A für die Prüfung wichtig? Sondern ist Thema A wichtiger als Thema B? Denn du kannst nicht 100 % deiner Zeit mit Thema A und 100 % deiner Zeit mit Thema B verbringen.

Es geht nicht nur darum, ob du mit Person A Zeit verbringen möchtest, es geht auch darum, ob du in der gleichen Zeit nicht lieber mit Person B Zeit verbringen möchtest.

Eigentlich ist das Opportunitätskostenprinzip simpel: Du kannst nicht die Ressourcen, die die für Projekt A verwendet hast, noch einmal für Projekt B verwenden. Du hast sie nur einmal. Und als Studentin, insbesondere, wenn es um dein Studium geht, sind deine kritischen Ressourcen: Willensstärke und Zeit.

Ich habe das Selfimprovement-Zeug mal sehr aktiv betrieben und wenn man lange genug über seine Ziele nachdenkt, sind die meisten Menschen eintönig gleich – mich eingeschlossen. Am Ende sind die Menschen, mit denen wir uns umgeben, das Wichtigste für uns. Also habe ich mein Lernen ständig für Kaffeepausen mit allen möglichen Leuten unterbrochen und jede Einladung zusammen »abzuhängen« oder etwas trinken zu gehen angenommen. Am Ende des Tages habe ich dann in mein Tagebuch geschrieben, wie toll ich die Beziehungen zu den Menschen in meinem Leben weiterentwickelt habe – erfolgreicher Tag. By the way: Ich finde, ein Tagebuch ist ein tolles Tool um das, was man hat/macht wertzuschätzen. Wenn du grundlos unglücklich bist, probiere es mal aus. Wenn du zu wenig schaffst sind Planung und Zielsetzung allerdings viel effektiver als Tagebuch schreiben – das ist aber nur meine ganz persönliche Meinung.

Nach einigen Monaten ist mir aufgefallen, dass es mir unterm Strich doch nicht so viel gibt, wie ich dachte. Mit den anderen Zielen, die mir auch wichtig waren, bin ich in der Zeit nämlich fast gar nicht weitergekommen. Die zu kurz kommenden Ziele waren damals vor allem Fortschritt beim Lernen und regelmäßig Sport treiben. Zu oft habe ich das Lernen unterbrochen oder saß nach dem Lernen am Abend noch mit den anderen vor der Bibliothek und hatte dann weniger Zeit für Sport, als es mir recht war. Es geht nicht darum, dass du keine Zeit mit deinen Freundinnen verbringen sollst. Es geht nur darum, dass du immer nur eine Sache zur selben Zeit tun kannst und die sollte dann so gut wie möglich an deinen Zielen ausgerichtet sein. Bevor du jetzt denkst ich bin ein unsoziales Monster: ich meine damit nicht, dass ich nicht gerne mit Freundinnen im Café saß. Aber was bringt es mir jeden Nachmittag aufs Neue einer Freundin zu erzählen, dass ich nicht vorankomme? Vor allem ist mir aufgefallen, dass JEDEN TAG ausgiebig zusammen Kaffee trinken zu gehen, gar nicht so viel bringt. Oder anders formuliert: fünfmal in der Woche zusammen Kaffee trinken zu gehen gibt mir nur sehr wenig mehr als zweimal. Da sind wir wieder beim Pareto-Prinzip.

Ich habe dann die Bibliothek gewechselt. In eine, in der fast niemand war bzw. niemand, den ich kannte. Hier habe ich mich auf die Fähigkeiten und Routinen fokussiert, die ich davor vernachlässigt habe. Diese helfen mir seitdem dabei, mehr zu lernen. Ich habe damals durch das Fokussieren auf das Lernen über einen längeren Zeitraum vor allem »gelernt wie man lernt«. Das sind die Fähigkeiten, die dir langfristig weiterhelfen. Zu der Zeit war ich nur am Wochenende in der Bibliothek, in der meine Freundinnen auch waren, um den sozialen Ausgleich nicht auf null runter zu fahren.

Wenn du jetzt denkst, dadurch würdest du deine Freundschaften vernachlässigen – denk einmal darüber nach, ob es dir deine Freundinnen übelnehmen würden, wenn du ihnen nicht jeden Tag davon erzählst, wie wenig du eigentlich vorankommst. Erzähl ihnen lieber am Wochenende ganz glücklich davon, welche Fortschritte du gemacht hast. Ja, wahrscheinlich finden sie es sogar besser deine erfreulichen Nachrichten mit dir zu feiern als jeden Tag dein (unnötiges!) Gejammer zu ertragen.

Als es mit meinem Lernplan wieder besser lief, konnte ich »vollständig« in die Bibliothek zurückkehren, in der ich meine Kommilitoninnen getroffen habe. Das war meine Lieblingsbibliothek. Ich konnte nun auch dort produktiv sein, weil ich mich an die entsprechenden Lernroutinen gewöhnt hatte (Übung macht den Meister).

Das Leben ist facettenreich und man sollte es nicht zu eintönig gestalten, aber manchmal hilft ein temporärer, radikaler Focus auf einzelne Bereiche, um sich einen Push zu verschaffen. Das gibt einem im Nachhinein den Freiraum. sich auch wieder auf andere Bereiche mehr einzulassen.

Zeit ist Silber, *Willensstärke* ist Gold. Hast du schon mal gesagt, dass du in der Prüfungsphase so viel lernst, dass du keine Zeit mehr für Sport hast? Wir kennen alle die 20 min-Power-Workouts. Die haben es in sich und dauern nicht lange. Ich erspare es dir jetzt Beispiele zu nennen, wo du auch während deiner Prüfungsphase 20 min Zeit einsparen kannst. Wir können uns darauf einigen, das Zeit nicht das wirkliche Problem ist. Aber ich verstehe dich vollkommen, wenn du mir sagst, dass du nach einem langen Lerntag keine Willenskraft mehr hast, auch noch Sport zu machen. Der kleine aber feine Unterschied ist so wichtig, weil – um mehr zu schaffen – musst du nicht Zeit sparen, sondern Willensstärke aufbringen! Ich habe in den intensiven Lernphasen jeden Tag das gleiche Outfit getragen. Die Entscheidung am Morgen, was ich denn heute anziehen sollte, habe ich einfach ausgelassen. Die Kraft brauchte ich in dem Moment für wichtigere Probleme. Die Annahme einer unbegrenzten Willensstärke ist zwar sehr nobel, führt aber insbesondere dann zu Problemen, wenn du annimmst, alles schaffen zu können anstatt mit den wichtigsten Dingen zu beginnen. Ein gutes Beispiel dafür ist der Wohnungsputz am Morgen, bevor man in die Bibliothek geht – What the fuck! Ich kann mir da immer nur an den Kopf fassen. Ich meine, gibt es denn für manche Menschen nichts Wichtigeres? Ich sage nicht, dass man seine Wohnung nicht sauber und ordentlich halten soll. Aber, wenn deine Wohnung in der Woche vor der Prüfung mal nicht so hübsch aussieht wie sonst, wen störts? Du kannst dein Zimmer nach der Prüfung aufräumen. Wenn wir mal ehrlich sind, hast du vorher eh keine Zeit für Besuch.

Worauf ich hinaus will, ist – frag dich bei jeder Sache, die du tun willst: Ist mir das gerade wirklich so wichtig, dass ich meine Ressourcen dafür verwenden möchte? Oder noch besser: Ist mir das gerade wirklich wichtiger als die andere Tätigkeit, die ich stattdessen tun könnte?

Und das kann ganz absurde Ausmaße annehmen:

- Wenn du dich mit einer Gruppe im Park triffst, könntest du stattdessen mit deiner besten Freundin ein Bier trinken…
- Wenn du am See chillst, könntest du stattdessen mit deinem Lernplan beginnen, der dir eigentlich so wichtig ist, um dein Ziel zu erreichen…
- Wenn du das unwichtige Kapitel ausarbeitest, könntest du stattdessen die Ausarbeitung des wichtigen Kapitels wiederholen…

Es ist zum einen wichtig, Dinge auszuprobieren und sich nicht selbst fertig zu machen, wenn mal etwas nicht klappt. Zum anderen solltest du auch verstehen, dass alles, was du machts und sei es auf dem Sofa liegen, einen Preis hat. Wenn die Aktivität dich deinen Zielen näherbringt, bezahlst du den Preis gerne. Wenn du zu oft dazu tendierst, Dinge zu tun, die nicht deinen Zielen entsprechen, ist es an der Zeit zu hinterfragen, ob deine Ziele wirklich zu dir passen, oder ob du sie vielleicht doch nur von anderen kopiert hast. Wenn du dir sicher bist, dass deine Ziele zu dir passen, dann ist die Lösung simple – get your shit together.

6. Matthew-Effekt

Hast du schon einmal Monopoly gespielt? Was ist immer das Ergebnis? Richtig, die Spieler haben keine Lust mehr, weil es zu lange dauert und hören einfach auf. Aber was würde passieren, wenn man es wirklich zu Ende spielen würde? Richtig, auch immer das gleiche: Einer hat alles, alle anderen haben nichts. Ein Grund dafür ist, dass es kein Zurück mehr gibt, sobald du nichts mehr hast. Mit null bist du raus. So ist es immer nur eine Frage der Zeit, bis alle außer einem einzigen null haben. Noch schlimmer – schon, wenn du nur anfängst zu verlieren, wirst du immer verwundbarer, immer leichter in die Knie zu zwingen, je weiter unten du schon bist. Wenn du durch zwei Prüfungen fällst und auf einmal zwei Wiederholungen und eine dritte Prüfung innerhalb einer Woche schreiben musst und dann kommt vielleicht noch ein Protokoll aus dem Labor hinzu, dass du auch noch beenden musst – dann weißt du, wie schwer es ist wieder hoch zu kommen, wenn du nahe an null bist. Wenn du dir die Leute anschaust, die immer gut mit den Prüfungen klarkommen, nach dem Test frei haben, weil sie bestanden haben, sich erholen können, oder ganz entspannt mit dem nächsten Fach beschäftigen, weil Wiederholungsprüfungen für sie kein Thema sind, dann weißt du, was es bedeutet, alle Straßen mit Hotels zu haben. Monopoly im Pharmaziestudium – witzig, oder?

Noch ein zweiter Mechanismus, der nicht ganz unbedeutend ist: Stellen wir uns vor, du möchtest einer Pharmafirma eine neue Produktionslinie verkaufen. Du hast tolle Ideen, wie du Maschinen bauen kannst, die viel besser zusammenarbeiten und dadurch eine Menge Geld sparen würden. Folgendes Problem: Der Mensch, der entscheidet, die Maschinen von dir zu kaufen, statt von dem Anbieter, der die letzten 10 Produktionsanlagen geliefert hat, muss am Ende für seine Entscheidung geradestehen – und das vor seinem Chef, der über seine berufliche Zukunft entscheidet. Nur mal angenommen, bei der altbewährten Anlage und deiner Neuen gibt es die gleiche Wahrscheinlichkeit, dass etwas schief geht. Wenn der Mensch sich falsch entschieden hat, weil die Anlage nur Probleme macht und für große Verluste sorgt, er aber den altbewährten Anbieter gewählt hat, heißt es: »Er hat es so gemacht, wie alle anderen vor ihm, dass es jetzt schief geht, hat nichts mit ihm zu tun.« Klingt auch plausibel, oder? Aber wie soll er denn plausibel erklären, dass er sich für einen neuen Anbieter entschieden hat, den noch keiner kennt, der noch keine Referenzen hat, nur weil du ihm so ein verlockendes Angebot gemacht hast? Klassische Fehlentscheidung, die ihn seinen Job kosten kann. Was ich damit sagen möchte ist, mit der genau gleichen Anlage würde der Erfolg aus vorherigen Anlagen, deinem Konkurrenten einen nicht unwesentlichen Vorteil verschaffen. Und das ist nicht mal von irgendjemandem böse gemeint – ganz im Gegenteil, das ist sogar ziemlich gut nachzuvollziehen, oder?

Ein Erfolg bringt dir in der Regel neue Ressourcen und Aufmerksamkeit, die dir wiederum Zugang zu noch mehr Ressourcen verschaffen. Damit ist es leichter den nächsten Erfolg zu erzielen. Was das heißt ist, je mehr Ressourcen du hast, desto einfacher ist es, noch mehr Ressoucen zu gewinnen. Das heißt aber auch, dass schon ein kleiner Anfangsvorteil zu einem großen Vorsprung heranwachsen kann. Auf Grundlage des folgenden Satzes aus dem Matthäusevangelium, nennt man das Prinzip den Matthäus-Effekt: *»Denn wer da hat, dem wird gegeben, dass er die Fülle habe; wer aber nicht hat, dem wird auch das genommen, was er hat.«*

Nochmal in heutigem Deutsch: Dem, der alles hat, wird mehr gegeben, und dem, der nichts hat, wird alles genommen.

Kommen wir zu Beispielen, die dir vielleicht relevanter vorkommen als der Verkauf von Produktionsanlagen: Schonmal versucht eine Lerngruppe zusammenzustellen, wenn alle wissen, dass du schlecht bist? Schlechte Ergebnisse, schlecht diszipliniert und wenn du dann lernst, lernst du auch noch falsch. Deine einzige Hoffnung Lernpartner zu finden, sind Freunde, die Mitleid mit dir haben bzw. dir helfen wollen, weil sie dich mögen. Mal abgesehen von diesen, stehen deine Chancen ziemlich schlecht.

Ein Beispiel für eine Situation außerhalb der Universität: Hast du schonmal in Stellenbeschreibungen gelesen, dass Berufserfahrung gewünscht ist? Schonmal bei der Bewerbung für das erste Praktikum den Wunsch gehabt, dass es nicht das erste Praktikum wäre? Jetzt schließt sich der Kreis: Erinnerst du dich, dass es reicht, wenn du beim Verfolgen deines Zieles ein bisschen vorankommst? Oder besser gesagt: besser du kommst ein bisschen weiter als gar nicht. Warum ist schon der kleine Fortschritt wichtig? Weil sich Dinge aufsummieren.

Als ich mein neues Ziel – ein Praktikum in der Industrie – verfolgt habe, wäre es natürlich toll gewesen, wenn ich vorher schon ein Praktikum in der Industrie gemacht hätte. Davor hatte ich aber ein anderes Ziel verfolgt (Pharmazeutische Forschung) und habe dadurch natürlich nicht die optimale Entscheidung getroffen, die ich vielleicht getroffen hätte, wenn ich von Anfang an das »richtige« Ziel verfolgt hätte. Aber ich wusste es halt nicht besser, das ist auch nicht schlimm. Die Forschungsgruppenpraktika, die ich an der Universität gemacht hatte, während ich mein altes Ziel verfolgte, waren schon ausreichend viele »Ressourcen« und es ist mir schon damit weitaus leichter gefallen ein Praktikum in der Industrie zu finden als ohne.

In dem Moment, in dem du dein Ziel verfolgst, obwohl du dir noch nicht sicher bist, ob es das richtige Ziel ist, baust du trotzdem »Ressourcen« auf. Zumindest mehr, als wenn du gar nichts tun würdest. Das ist der entscheidende Punkt. Falls du dich erinnerst: *»Wenn du dir nicht sicher bist, ob du etwas tun solltest, ist die Antwort: Wenn nicht das – dann zumindest etwas anderes!«*

Denn, wenn du dein dummes Ziel verfolgst, während die Leute um dich herum nichts tun, weil sie schlau sind und wissen, dass sich ihre Ziele eh noch ändern werden: Die kleinen

Ressourcen, der kleine Vorsprung, den du aufbaust, während du in die falsche Richtung läufst, aber nicht stehen bleibst, vergrößert sich. Dein unbedeutend kleiner Vorsprung wird immer größer, bis er so weit gewachsen ist, dass er für die Leute um dich herum uneinholbar scheint. Oder andersherum: Das Problem ist, wenn du nichts machst, um sicher zu gehen, dass du kein dummes Ziel verfolgst, dass du nicht in die falsche Richtung gehst, bauen die Leute um dich herum, die sinnlos erscheinende Ziele verfolgen, einen uneinholbaren Vorsprung auf.

WENN LEUTE GLAUBEN, DASS SIE BEIM ERSTEN VERSUCH DEN RICHTIGEN WEG FINDEN WERDEN

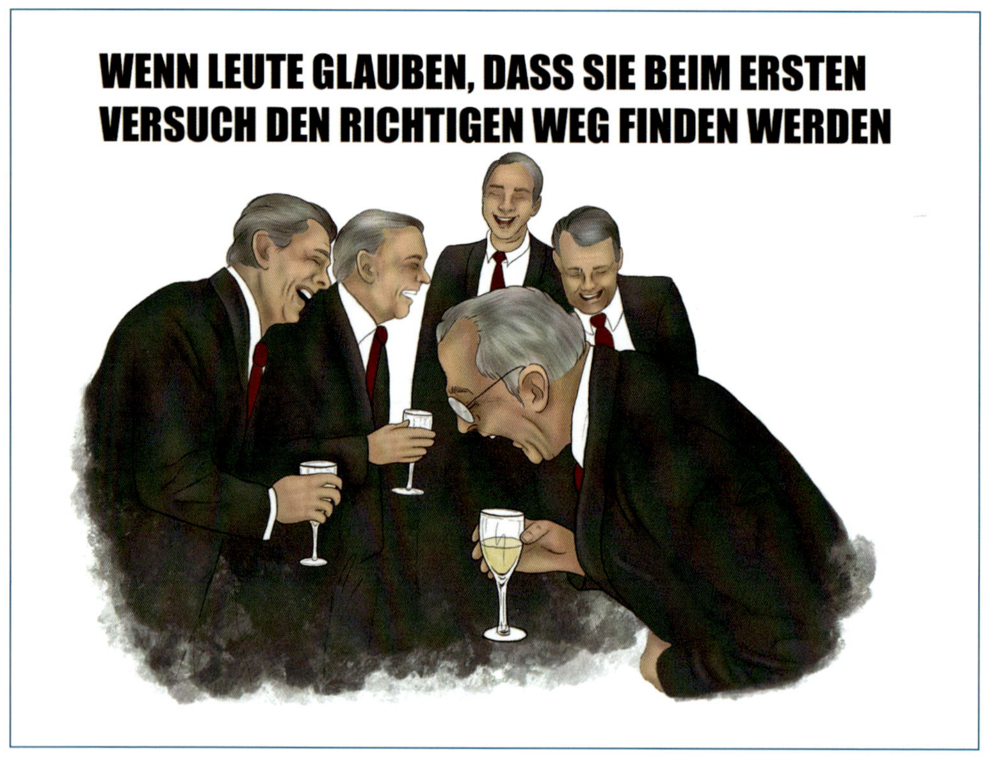

Ein uneinholbarer Vorsprung wirkt oft nicht wie ein Vorsprung, sondern wie eine Gegebenheit: *»Er ist eben richtig schlau, deshalb hat er bessere Leistungen. So gut wie er kann ich eh nie sein. Ich bin nun mal schlechter beim Lernen.«*

Ich möchte an der Stelle nicht die Diskussion anfangen, wie wichtig dein IQ für deinen Erfolg im Studium und Berufsleben danach ist. Nehmen wir an dieser Stelle einfach an, dass dein IQ für deine Ziele ausreicht, weil alles andere unpraktikabel wäre. Also, wenn wir sagen würden, dass der Grund für dein Versagen dein zu geringer IQ wäre, was wäre die Konsequenz? Werde schlauer! Das ist relativ unbrauchbar. IQ zu verändern ist eine schwere Sache und ob wir das überhaupt können, weiß man noch nicht so richtig. Wenn wir auf der anderen Seite annehmen, dass der Grund für dein Versagen ist, dass du die richtigen Fähigkeiten nur noch nicht ausreichend geübt hast, dann ist die Konsequenz simpel umzusetzen. Mach mehr der richtigen Tätigkeiten, damit du die richtigen Fähigkeiten lernst und das über eine ausreichend lange Zeit! Nicht einfach, nur simpel! Und in der Praxis sieht man immer wieder, dass wenn du lange genug das Richtige tust (was auch immer das sein mag), du einen Weg findest, dein Ziel zu erreichen trotz deines vielleicht suboptimalen IQs. Dieses pauschale Statement lasse ich jetzt einfach mal so stehen. Was du daraus machst, ist deine Sache: Suchst du nach einem Beispiel, warum ich falsch liege oder schaust du, wie du das Beste für dich herausholen kannst?

Was ich damit sagen möchte ist, wenn jemand tolle Lernerfolge hat, dann liegt das oft nicht daran, dass er wirklich schlauer ist, sondern daran, dass er *richtigere* Dinge tut. Du beobachtest ihn in der Bibliothek, in den Wochen, wenn du auch lernst, und dann merkst du, dass er weniger Zeit mit Lernen verbringt als du. Dann weißt du endgültig, dass es nur an der Genetik liegt. – Nein! Sondern daran, dass er besser lernt, weil er mehr die richtigen Dinge tut und das kann er nur, weil er schon sehr lange mehr lernt als du. Und wenn du, so war es bei mir, in der Mitte deines Studiums damit beginnst, dass du sagst: ich will gut lernen können! Und dafür lerne ich jetzt viel, damit ich dabei lerne, wie es geht! Und der, der schon gut lernen kann, seit der 8. Klasse mehr lernt als du, dann gibt es natürlich einiges aufzuholen. Das dauert dann halt mal ein paar Jahre. Das klingt zwar doof, aber was ist die Alternative? – gar nichts tun und bei deiner Unfähigkeit bleiben? Ich hoffe wir sind uns inzwischen einig, dass das nicht infrage kommt.

Wenn du dich in der klassischen Null-Situation befindest, die wir aus Monopoly kennen, also mit drei Prüfungen in einer Woche, dann hast du keine Zeit neue Dinge auszuprobieren. Du bist zu verwundbar um das Risiko einzugehen. Denn auch, wenn du weißt, dass es sich langfristig auszahlen könnte, und du bereit bist, die Kosten auf dich zu nehmen, bzw. zu investieren, geht es nicht. Du hast schlichtweg die nötigen Ressourcen nicht.

Jeff Bezos, der Gründer von Amazon, hat einmal in einer Rede gesagt: »*Firmen die nicht weiter experimentieren, Firmen die Fehlschläge nicht begrüßen, kommen in die verzweifelte Position, dass sie am Ende alles auf eine Karte setzen müssen. Wohingegen Firmen, die die ganze Zeit neue Dinge ausprobieren, aber nicht so riskant, dass die ganze Firma auf dem Spiel steht, gehen die ganze Zeit kleine Wetten ein. Ich glaube nicht daran, sich auf um-die-Firma-wetten-Wetten einzulassen.*« – einmal in der Situation angekommen, sieht es dann natürlich doof aus, oder?

Eine Firma, die neue Dinge ausprobieren muss, um wettbewerbsfähig zu bleiben, sich aber in der Abwärtsspirale des Matthew-Effekts befindet, wird nicht mehr die Ressourcen haben, um wieder nach oben zu kommen, im Gegenteil, sie ist ganz schnell bei null. Daraus einen Ausweg zu finden ist tricky, und darum soll es hier nicht gehen. (Ich weiß es übrigens auch nicht. Ich bin ja schließlich kein BWLer.)

Aber wenn du im Studium nahe null bist – dann gibt es einen ganz simplen Ausweg: Die Semesterferien! Jaja, an vielen Studienorten, gibt es im Pharmaziestudium keine richtigen Semesterferien, ich weiß. Aber du hast immer wieder ein paar Wochen nach der Prüfung, bevor alle wieder anfangen für die nächste Prüfung zu lernen. Was hast du für die nächsten Semesterferien geplant? Endlich mal wieder chillen? Urlaub machen? Mein Gegenvorschlag wird dich jetzt wenig überraschen: Du bleibst einfach in der Bibliothek, obwohl es in dem Moment gar nicht super dringend wäre, aber du baust Ressourcen auf – Ressourcen in Form von Lernfortschritt und vor allem deiner Fähigkeit zu lernen. In den zwei Wochen, die du mehr lernst als nötig, kannst du Dinge ausprobieren und an dir arbeiten und du lernst ein bisschen mehr, wie man lernt – nur ein bisschen.

Das führt dazu, dass du bei der nächsten Prüfungsphase ein bisschen produktiver bist als sonst, das heißt du hast ein bisschen mehr Kapazitäten, um sie wieder in deine Verbesserung zu investieren. Und du kannst dir sicher schon denken, was als nächstes kommt: In der darauffolgenden Lernphase bist du noch besser, bist du noch effektiver, was wieder dazu führt, dass du wieder mehr Kapazitäten »übrig« hast, um noch besser zu werden. – Aufwärtsspiralen sind schon schön, oder? In der Praxis ist es nicht ganz so einfach, fair enough, aber einen Versuch ist es trotzdem wert. Wenn du ganzheitliche Ziele verfolgst, bedeutet Ressourcen in dich selbst zu investieren natürlich nicht nur lernen, sondern eben alles, was dich deinen persönlichen Zielen näherbringt.

Mal angenommen du schaffst es, und irgendwann bist du sogar so weit, dass du nicht nur besser als vorher lernst, sondern wirklich richtig gut. Dann bestehst du Prüfungen gleich beim ersten Mal und – jetzt eine verrückte Idee: du lernst nach der Prüfung trotzdem weiter. Klar, du feierst zwischendurch deine Erfolge. Aber du machst trotzdem mehr, als du machen musst. Du hast nicht nur mehr Lernstoff in deinem Kopf, sondern auch mehr Zeit, um dir weiteren Stoff anzueignen, du bist noch eher mit Lernen fertig, usw. Und mit »eher mit dem Lernen fertig sein« meine ich natürlich nicht, dass du eine Woche vor der Prüfung, mit dem Lernen aufhörst. Das ist sogar für meine Vorstellungskraft zu unrealistisch. Aber Du entfernst dich immer weiter von dem Level, das notwendig ist, irgendwann bist du so weit über dem Durchschnitt, dass du wieder selbstbestimmter handeln kannst.

Hierzu eine kleine Beispiel-Story: Ich war in der Vorbereitung für das letzte Analytik-Abtestat im Hauptstudium. Nachdem ich die Semesterferien hauptsächlich in der Bibliothek und auf Konferenzen verbracht habe, habe ich mich während des Laborpraktikums abends immer noch mit einem guten Freund in der Bibliothek getroffen. Wir haben das »Unangenehme« mit dem Angenehmen verbunden. Nachdem wir in Ruhe gegessen und ein bisschen gequatscht hatten, haben wir uns aufgerafft abends nochmal ein paar Extra-Stunden einzulegen. Das war gar nicht so schlimm, wir hatten auch viel Spaß dabei, wir hatten ja auch quasi keinen Druck. Ich war dadurch natürlich immer viel zu spät im Bett und am nächsten Morgen im Labor bin ich immer recht »kurzfristig« gekommen. An dieser Stelle geht ein großes Dankeschön an die weltbeste Laborpartnerin raus, die immer sehr verständnisvoll geblieben ist.

Lange Rede kurzer Sinn: Kurz vor der Prüfung habe ich eine Frau kennen gelernt, die mir besonders wichtig war. Normalerweise hätte ich mich auf meine Prüfung konzentrieren müssen, weil ich ja nicht durchfallen sollte. Weil ich aber viel Puffer hatte bzw. eh schon viel zu viel gelernt (und auch mit dem wichtigsten angefangen) hatte, konnte ich mich selbst dazu entscheiden, das ganze Wochenende direkt vor der Prüfung mit ihr zu verbringen. Ob das jetzt gut, schlecht, richtig oder falsch war – darum soll es hier nicht gehen. Das habe ich auch nicht erzählt, um zu zeigen, wie unglaublich romantisch ich bin, sondern um dir zu zeigen, dass, je höher du steigst (auf einer Skala, die du selbst festlegst), desto eher kannst du selbst entscheiden, was für dich richtig ist und was du gerade jetzt tun willst. Deine Ziele können sich ändern, aber die Ressourcen, die du mit dem Verfolgen des letzten Ziels aufgebaut hast kannst du dazu verwenden, auch dein nächstes Ziel zu erreichen.

Du hast irgendwann so viel Spielraum, dass du eh bestehst. Und das ist ein Vorteil in unserem Studium – mehr als bestehen kannst du in einer Prüfung ja nicht. Den Extra-Lernstoff packst du dir ja eher vorausschauend für dein Examen oder die nächste Prüfung, mit überschneidenden Themen, in deinen Kopf. (Sowas kommt vor allem im Hauptstudium häufiger vor.)

Wenn du nicht mehr wirklich darum bangen musst, ob du die Prüfung irgendwie bestehst, dann ist der Druck auch nicht mehr so groß. Wenn du Puffer hast, dann bist du gelassener, und nach der Prüfung nicht so zerstört. Dann brauchst du auch gar nicht mehr so viel Zeit zur Erholung, weil dich die Lernphase an sich viel weniger angestrengt hat, obwohl du unterm Strich vielleicht sogar mehr gemacht hast. Du lernst auch anders in deiner Extra-Lernzeit. In der Zeit, in der du lernst, nicht weil du es musst, sondern weil du es gerne machst, bist du offen für Neues, offen für Zusammenhänge, die dich interessieren. Du bekommst hier neue Ideen, was Dich deinen Zielen näherbringt. Und natürlich kann man feiern gehen, wenn man in der Extra-Lernphase ist und natürlich kann man regelmäßig zum Sport gehen und auch Freunde treffen. Der Punkt ist, dass du trotzdem mehr machst als notwendig.

Und das verrückteste? Dinge, für die du dich selbst entscheidest, machst du besser, weil du mehr Spaß daran hast und das bringt mehr Motivation noch weiter zu machen. Guess what – das bringt dich noch weiter nach oben, eine großartige Aufwärtsspirale.

Außerdem sind wir doch mal ehrlich, Versagen lieben lernen ist gut und schön, aber es macht doch auch einfach mehr Spaß, wenn es gut läuft, wenn du das Gefühl hast zu gewinnen! Nicht gewinnen gegenüber deinen Kommilitonen, sondern gewinnen gegenüber deinen Herausforderungen. Wenn du das Gefühl von Kompetenz hast, Kontrolle entwickelst und dir immer mal selbst auf die Schultern klopfen kannst, dann macht das einfach Spaß. Wie sagt man so schön: *Easy choices lead to a hard life; hard choices lead to an easy life* – du bekommst nach all der Anstrengung deinen Komfort zurück. Ich meine nicht du sollst dich ausruhen, aber du bist dann so gut, dass du richtig gut vorwärtskommst, ohne auf dem Zahnfleisch zu gehen, weil du die Fähigkeiten entsprechend lange trainiert hast.

Lernen und Studium sind natürlich nur ein Beispiel – ich könnte jetzt davon reden, wie es auch mit der »finanziellen Entwicklung« so ist – aber ich möchte bei den Bereichen bleiben, in denen ich viel Erfahrung habe.

Ich hatte von Zusatzaktivitäten in Form von Praktika gesprochen, auch schon sehr früh im Studium. Auch dafür gilt das Prinzip; wenn sich alle um Stellen bewerben, ist es nicht deine erste und du punktest mit Erfahrung.

Dadurch, dass ich schon ein Praktikum gemacht hatte und mein Lebenslauf schöner aussah, konnte ich mir die Stelle quasi aussuchen und konnte mir genau rauspicken, was mir Spaß machte. Aufgrund meiner Erfahrung konnte ich das dann auch noch viel besser einschätzen. Ich habe dann nicht nur ein Praktikum gefunden, das im Lebenslauf besser aussieht als die Standard-Praktika (=noch mehr Ressourcen), sondern auch noch eines was mir richtig Spaß gemacht hat. Und dann wieder die gleiche Story wie oben: Mehr Spaß. Mehr Motivation.

Du bist irgendwann auf einem ganz anderen Level unterwegs und – du beschäftigst dich mit ganz eigenen Problemen, denn die Probleme, die die anderen haben, hast du schon lange gelöst – du bist und bleibst immer einen Schritt voraus, du hast Spielraum Dinge auszuprobieren, die durchaus schief gehen können. Mit der Zeit kannst du so viele Fehler machen, dass du irgendwann etwas ausprobierst, was dich so weit nach vorne bringt, dass man gar nicht mehr sieht, dass dich jeder Fehler davor immer ein wenig zurückgeworfen hat. (Du erinnerst dich an Jeff Bezos?)

Warum ich das alles erzähle? Um dir zu zeigen, dass es sich lohnt anzufangen mehr zu tun, auch wenn der Erfolg am Anfang unbedeutend klein wirkt – things add up!

Last Note:
Ich habe schon gesagt, dass Ziel 1 verfolgen, dir auch hilft, wenn du zu Ziel 2 wechselst, aber es geht leichter nach unten als nach oben.

Ich musste daran immer denken, wenn mir Kommilitonen erzählt haben, dass sie später Familie haben möchten. Deshalb wollen sie gar nicht so viel Karriere machen. Deshalb schauen sie jetzt Netflix, statt vorankommen zu wollen. Nun habe ich weder schon Kinder bekommen, noch habe ich den Arbeitsmarkt aus der Sicht eines 40jährigen erlebt, aber ich sehe keinen Grund, warum man jetzt nicht besonders viel Karriere macht, um später z.B. bei Verhandlungen des Arbeitsvertrags am längeren Hebel zu sitzen, wenn man dann Familie hat. So stelle ich mir das vor: Wenn du die letzten fünf Jahre richtig viel gemacht hast und dadurch richtig wichtig für die Firma geworden bist, dann wird man dir eher mit Dingen wie Elternzeit und Teilzeit entgegenkommen, damit du bleibst, als wenn es total egal ist, ob du da bist oder nicht. Also mehr Karriere für Familie und nicht Karriere oder Familie – zumindest am Anfang deines Lebens und hier geht es ja schließlich vor allem um deine Studienzeit.

Sich also später für weniger Karriere entscheiden ist sehr viel leichter als andersherum. Das ist noch ein Grund für große Ziele, noch ein Grund, warum du, insbesondere am Anfang, wenn du noch nicht weißt, was du möchtest, lieber etwas höhere Ziele anpeilst. Runter gehen ist immer einfacher. Ich sage absolut nicht, dass Familie ein »kleineres« Ziel ist. Ich sage nur, dass du auch dafür jetzt, wenn du die Kinder noch nicht hast, mehr tun sollst. Wenn du merkst es ist dir zu viel, kannst du leicht weniger machen. Später mehr zu tun und alles aufzuholen ist nicht unmöglich, aber schwerer.

Je eher und je mehr du Dinge ausprobierst und über Ziele und Möglichkeiten nachdenkst und redest, desto mehr Ziele und Möglichkeiten findest du. Du findest eher als die anderen heraus, was du machen möchtest, woran du Spaß hast und worin du richtig gut bist. Und je eher du das findest, desto eher machst du es und wirst immer und immer besser... die nächste Aufwärtsspirale. Nerven sie dich langsam schon? – Keine Sorge, jetzt sind wir auch erstmal fertig damit.

Eigentlich ist der erste Teil meines Buches im Wesentlichen in einem Satz zusammenzufassen: *Streng dich richtig doll an, denn es lohnt sich.*

Alles andere waren Beispiele und Erklärungen dafür, dass es sich lohnt. Ich hoffe das hat dich zumindest ein bisschen zum Denken bzw. zum Träumen angeregt. Und vielleicht traust du es dir jetzt ein wenig mehr an deinen Träumen und für deine Träume zu arbeiten. Und Träume ist nur ein netteres Wort für große Ziele.

II. Das Studium

Ich werde in den folgenden Kapiteln davon reden, wie Lernen richtig funktioniert – naja, wie ich finde, dass es richtig funktioniert. Teilweise habe ich das aber von Leuten gelernt, die wirklich wissen, wie man lernt. Leute, die wissenschaftliche Arbeiten darüber veröffentlicht haben. Leute, die zwar keine Ahnung davon haben, wie Strukturformeln aussehen, aber ausgesprochene Experten auf dem Gebiet des Lernens sind.

Ich werde auch immer mal davon sprechen, was bei mir trotz aller Bemühungen, es richtig zu machen, nicht geklappt hat. Weißt du warum? Weil es total in Ordnung ist, mal das Falsche zu tun oder – dramatisch ausgedrückt – »zu versagen«. Ehrlichkeit soll ja eine gute Sache sein, habe ich gehört. Fehler sind menschlich. Mach dich nicht fertig deswegen, aber bitte such die Schuld auch nicht bei jemand anderem. Sie hat wahrscheinlich schon mit genug eigenen Fehlern zu kämpfen.

1. Fünf Phasen des Lernens

Wie lernst du eigentlich? Und worum geht es? Schön wäre, wenn du dafür einen ausgefeilten Plan hättest, oder? Ich glaube nicht, dass es die perfekte Lernmethode gibt, nicht nur weil es ein bisschen Lern-Typ abhängig ist, sondern vor allem weil es darauf ankommt, in welcher Lernphase du dich befindest.

Lass uns mal ein bisschen Ordnung in das Chaos der Lernmethoden und Ansätze bringen. Darf ich vorstellen, mein Fünf-Phasen-Modell des Lernens:

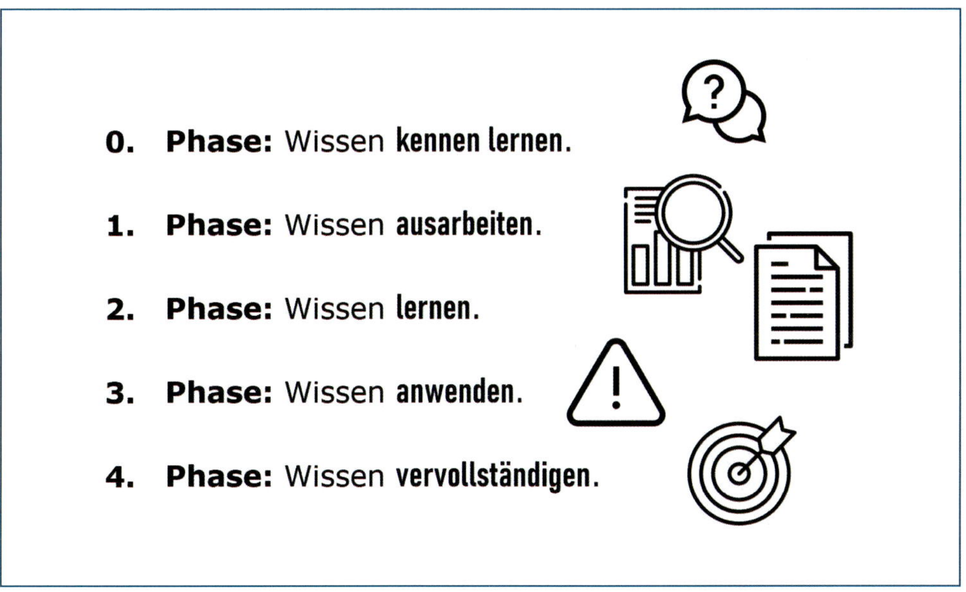

Das Modell habe ich vor ein paar Jahren für ein Seminar zur Examensvorbereitung entwickelt. Das ist kein linearer Prozess. Wäre auch zu schön, wenn es so einfach wäre. Der eigentliche Lernprozess ist natürlich weniger klar strukturiert – das ist auch in Ordnung. Je nach Fach, Zeitplan und Anforderung kannst du die Methoden ein wenig anpassen, auch an deine eigenen Bedürfnisse und Vorlieben. Ich habe den Lernprozess in Phasen eingeteilt, quasi die zugrundeliegenden Prinzipien als Prozesse strukturiert, um ihn dir so besser erklären zu können. Es geht hauptsächlich darum, dass du dich, je nachdem, wo im Lernprozess du dich befindest, auf unterschiedliche Sachen fokussieren musst.

Ich weiß nicht, ob das nicht schon selbstverständlich ist, aber bevor ich später dafür verurteilt werde, dass ich es ausgelassen habe, muss ich es zumindest kurz erwähnen: Sprich mit Leuten über die Prüfung, mit Leuten, die die Prüfung im letzten Semester geschrieben haben, und mit Leuten, die sich gerade auf die Prüfung vorbereiten. Wissen ist Macht. Und hinterfrage für dich selbst, warum die Menschen dir das, was sie über die Prüfung sagen, sagen, warum sie die Prüferin unfair fanden und was du daraus lernen kannst und wie du am Ende so zufrieden mit der Prüfung sein kannst, dass du die Prüferin nicht unfair findest. Du musst das Rad nicht immer neu erfinden. Zumindest nicht komplett neu.

Phase Null: Wissen kennen lernen

Den Lernstoff kennen zu lernen, ist der Beginn des Ganzen. Charakteristisch für ein neues Fach ist, dass, wenn du ehrlich bist, du keinen Plan hast, worum es darin eigentlich geht. Wissen kennen lernen, bedeutet zunächst die Struktur zu verstehen. Warum das so wichtig ist, erkläre ich im Kapitel »Das Bücherregal«.

Wir müssen hier zwei Szenarien unterscheiden: Im klassischen Vorlesung-Antestat-Praktikum-Abtestat-Prozess *(Fall 1)* ist meistens alles neu für dich, weil du das Fach vorher noch nicht hattest. Wenn die Prüfung den Stoff aus einer Reihe vorheriger Veranstaltungen abfragt *(Fall 2)*, hast du Vieles schon einmal gehört und kannst dir zumindest vorstellen, worum es geht. Beispiele für den zweiten Fall sind das erste und zweite Staatsexamen oder auch das Abtestat des zweiten Analytik-Praktikums im Hauptstudium in Halle, bei dem es darum geht, die Pharmakologie und Medizinische Chemie (MedChem) der Arzneistoffe, die man im Praktikum untersucht hat, zu kennen und gleichzeitig nasschemische und instrumentelle analytische Methoden darauf anzuwenden.

Fall 1: Wenn ein Thema komplett neu ist.

Der erste Eindruck ist meist eine Mischung aus »wow, das ist eigentlich echt interessant« und »Oh mein Gott, wie soll ich das alles jemals in meinen Kopf bekommen?« – Um zunächst deine Frage zu beantworten: Irgendwie klappt das am Ende immer, nur die Ruhe.

Jetzt kannst du dich darauf konzentrieren, das Fachgebiet spannend zu finden (zumindest ein bisschen). Das ist auch wichtig, weil du noch eine Menge Zeit damit verbringen wirst, du bist schließlich noch am Anfang. Wir hatten ja im ersten Teil des Buches besprochen, dass wir Spaß haben wollen, wenn wir was machen.

In der Phase null geht es darum zu schauen, worum es überhaupt geht. Womit beschäftigt sich das Fach? Was sind die Themen, die hier eine Rolle spielen, welche Fragen beantwortet das Fachgebiet und welche Fragen musst du voraussichtlich in der nächsten darauffolgenden Prüfung beantworten?

Das ist die Phase, in der du Bücher benutzen *solltest*. In allen anderen Phasen *kannst* du Bücher benutzen. Für jetzt gibt es jedoch keine bessere Methode als mit Büchern zu arbeiten. Am besten du gehst in die Bibliothek und suchst dir die drei Bücher heraus, die die Professorin für die Wichtigsten hält. Wenn du dann die Bücher aufschlägst, darfst du gerne mal durchblättern und dir ein paar bunte Bilder anschauen, aber wag es ja nicht, anzufangen, das Kapitel, das du am Vormittag in der Vorlesung hattest, zusammenzufassen. *Spoiler alert*: Das hältst du eh nicht für alle Kapitel das ganze Semester lang durch. Dann wäre es fast Zeitverschwendung, damit jetzt zu beginnen. Du hast jetzt eine andere Aufgabe: und zwar geht es um das *Inhaltsverzeichnis*! Das ist einer der wichtigsten Teile in Lehrbüchern. Jetzt vergleichst du die Kapitel der wichtigsten Lehrbücher mit denen der Vorlesung. Merkst du was? Fallen dir Gemeinsamkeiten und Unterschiede auf? Das ist der erste Step, um zu verstehen, worum es in dem Fachgebiet eigentlich geht. Dann schreibst du dir eine Liste der Themen der Vorlesung und fängst an diese mit den Buch-Gliederungen zu vergleichen.

Hilfreich ist es auch, die einzelnen Themen in Kategorien zu clustern, einfach alles was dir dabei hilft, einen Überblick über das Fach zu bekommen. Du willst versuchen das Fachgebiet zu strukturieren und entwickelst dabei ganz unterbewusst Ideen, wie du das Fachgebiet später ausarbeiten/lernen möchtest. Du stößt auf Youtube-Videos/Kanäle die hilfreich scheinen, dir werden Bücher von Kommilitoninnen (vor allem aus älteren Semestern) empfohlen oder du blätterst mal durch eine Zusammenfassung von Studentinnen aus dem Vorjahr. Der Rest dieser Phase ist recht diffus. Dafür gibt es keinen Leitfaden. Ich sage immer man muss auf Dingen »rumcrunchen« bis es klick macht, immer wieder. Einfach mal ein bisschen Zeit damit verbringen. Es geht darum, dass du verstehst, womit sich das Fachgebiet beschäftigt, wie die Vorlesungen/Seminare aufgebaut sind, was wichtig ist, was prüfungsrelevant ist, was *für dich persönlich* besonders wichtig ist, weil du es spannend findest.

Fall 2: Wenn die Masse des Lernstoffs besonders einschüchternd ist.

In dem Fall geht es weniger um Verstehen und Kennenlernen. Du kennst vieles schon, deshalb geht es vor allem darum zu strukturieren und zu priorisieren: was ist relevant, was ist wie schwer, benötigt wie viel Lernaufwand und welche Themen musst du verstehen, bevor du andere Themen angehen kannst. Wie hängen die Themen zusammen, was bietet sich an, gemeinsam zu lernen? Auch hier ist Clustern, das Erstellen von Über-Kategorien und Unter-Themen sehr hilfreich. Dein Ziel ist quasi ein Inhaltsverzeichnis für den Lernstoff und vor allem eine Prioritäten-Liste mit chronologischer Einordnung für deinen Lernprozess zu erstellen.

Du kannst alle vorherigen Veranstaltungen, Vorlesungen, Lern- und Prüfungsphasen, Seminare und Übungen, in denen es um die Themen ging, die du nun mehr oder weniger alle gleichzeitig für die Prüfung parat haben musst, als Anfang der Phase null ansehen. Du hast hier schon das Wissen kennen gelernt und hast verstanden, worum es bei den einzelnen Themengebieten geht. Das alles kannst du im Vergleich zu der zielorientierten Struktur, die wir jetzt anstreben, als diffuse nullte Phase ansehen. Es ist deshalb auch voll okay, dass du nach all der Zeit die meisten Fakten wieder vergessen hast. Vielleicht sind dir auch noch nicht alle Zusammenhänge bewusst. Halt die Augen offen, dann fallen sie dir schon noch auf. Aber du weißt inzwischen worum es bei den einzelnen Themen geht und welche Fragestellungen jeweils behandelt werden. Nimm es dir nicht übel, dass bis jetzt alles vergleichsweise chaotisch lief. Danach ist man immer schlauer, aber deshalb kannst du es jetzt besser: Jetzt wird neue und bessere Struktur reingebracht. *Ich werde erst am Ende des Kapitels »Bücherregal« wieder über den Fall 2 reden – nicht wundern.*

Das Ergebnis der Phase Null

Du weißt, worum es geht, du hast einen Plan. Das ist wichtig, weil wie sagt man so schön: »If you fail to plan, you plan to fail.« Die Zeit, die du in Überblick und Planung investierst, wird sich später potenziert auszahlen. Also, sei hier mal ein wenig fleißiger als sonst. ☺

So wie bei deinem Plan für dein Leben in Kapitel 2, wirst du den Lernplan im Laufe der Zeit immer wieder ändern, weil du merkst, dass doch andere Schwerpunkte relevanter, oder verschiedene Themen komplexer sind und länger dauern als andere. Aber das ist nicht schlimm – einfach machen. Hoffentlich hast du das Prinzip nach dem Teil 1»Die Basics« schon verinnerlicht, oder besser gesagt angefangen zu verinnerlichen.

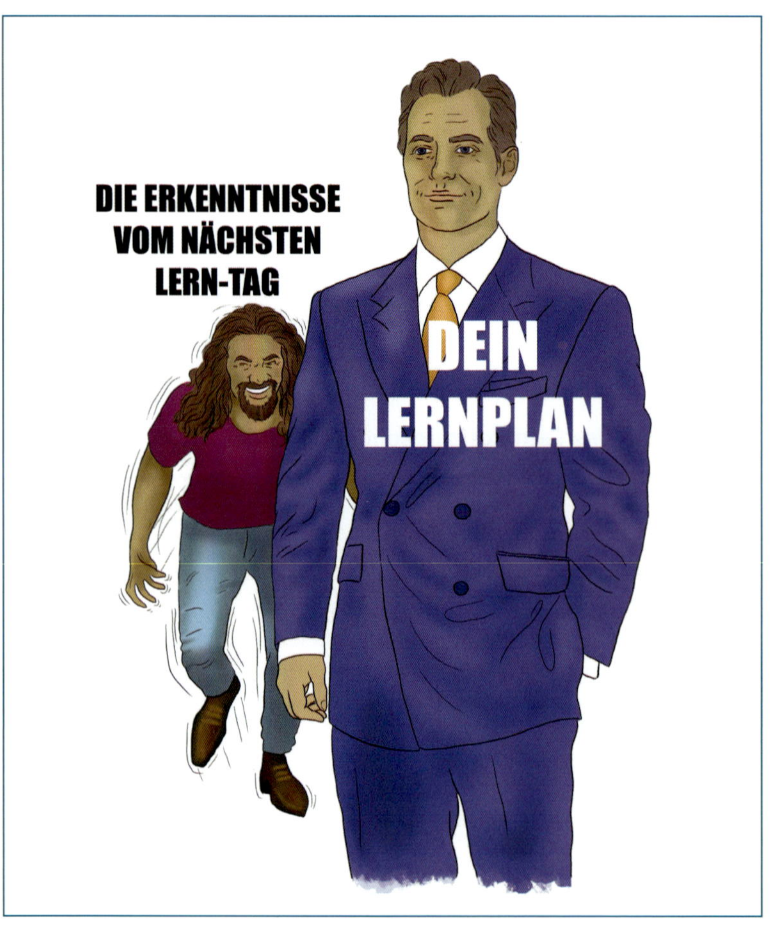

Du machst deinen Lernplan nicht, um am ersten Tag zu wissen, was du am letzten Tag lernen wirst. Du machst deinen Lernplan, um am ersten Tag zu wissen, dass das, was du am ersten Tag lernst, genau das Richtige ist, um es am ersten Tag zu lernen. Um zu wissen, dass das was du heute machst, genau heute sinnvoll ist. So wie bei deinem Lebensplan, den du machst, um zu wissen, dass das was du zurzeit machst, dich deinen persönlichen Zielen näherbringt.

Und versuch dabei nicht durchzudrehen, weil du Angst hast, du schaffst es nicht rechtzeitig, alles zu lernen. Es haben schon genug Leute vor dir geschafft, auch solche, die langsamer sind, für die es schwieriger war, just stay calm. Immer ruhig bleiben klappt eh nicht, aber versuch es von Zeit zu Zeit, das fühlt sich gesund an. Dabei hilft das Gefühl zu wissen, wo du im Lernstoff bist, was noch kommt und worauf du dich jetzt konzentrieren musst.

Und komm mir bitte nicht damit an: »Ich habe den Lernplan im Kopf, ich weiß was ich lernen muss.« – Bullshit! Schreib es auf. ☺

Übrigens wäre es komplette Zeitverschwendung, schon an dieser Stelle zu beginnen, irgendwelche Fakten auswendig zu lernen. Sowas macht man später, weniger weit entfernt von der Prüfung.

Phase eins: Wissen ausarbeiten

Das ist die Phase, bei der ich nicht viel erklären brauche. Buch auf der einen Seite, Skript auf der anderen Seite und dazwischen der Laptop oder der A4-Block und schon geht's los. Am Ende dieser Phase hast du alles verstanden, du kannst noch nichts (fast nichts) aus dem Kopf aufsagen oder erzählen – aber wenn du deine Unterlagen vor dir hast, kannst du alles erklären. Naja, fast alles.

Disclaimer: Ausarbeitung und Zusammenfassung werde ich im Folgenden als Synonyme verwenden. Lass dich davon nicht irritieren.

Das macht typischerweise jeder Student eigentlich gar nicht so schlecht. Das einzige Problem, dass wir mit dieser Phase haben ist, dass sie zu lange dauert, viel zu lange.

Die Phase null hast du ausgelassen. Du hast keinen Plan gemacht, denn dafür war keine Zeit. Du weißt nicht was wichtig ist. Weil du demzufolge nicht priorisieren kannst, hast du Angst davor, die wichtigen 20 % auszulassen und versuchst deshalb 100 % zu machen. Well good luck with that.

Du kennst dich selbst, du weißt wie das typischerweise endet. Lass die Phase null nicht aus, dann wird die Phase eins auch nicht zu lang. Die Listen, die du in Phase null erstellt hast, füllst du hier langsam mit Inhalt. Das ist übrigens eine Metapher, du nimmst natürlich ein neues Blatt für deine Ausarbeitungen.

Wenn das Fachgebiet komplett neu ist, geht das meist mit dem Ausarbeiten der Vorlesung einher. Skript ausarbeiten, Buchkapitel (niemals das gesamte Buch!) durcharbeiten, komplexe Zusammenhänge erarbeiten, Mindmaps und Schaubilder malen und Zusammenfassung schreiben.

Wichtig ist hier, dass man sich von Anfang an bei jedem Wissensblock überlegt, was sind die Kern-Infos? Die drei Wörter, die ich im Kopf haben muss und von denen ich mir alle wichtigen Informationen zum Thema ableiten kann. Meistens beschreiben die Kern-Infos die Sachverhalte, die den aktuellen Wissensblock von einem anderen unterscheiden. Deshalb ist es so wichtig beim Lernen ständig auf der Suche nach Unterschieden zu sein. Lerne nicht, wie zwei verschiedene Tablettenpressen funktionieren, sondern lerne, wie die beiden Tablettenpressen sich im Press-Prozess untereinander unterscheiden. Dann kannst du z.B. die Vor- und Nachteile daraus ableiten. So brauchen große Stoffgebiete viel weniger Speicherkapazität in deinem Kopf. Du erinnerst dich an das Opportunitätsprinzip? Es geht nicht darum ob du mehr oder weniger von einem Stoffgebiet im Kopf hast, sondern es geht darum wie viele Anteile deiner begrenzten Ressourcen du dem einen, statt dem anderen Stoffgebiet widmest.

Noch wichtiger – deshalb sage ich es noch einmal (doppelt hält besser): Das darf nicht zu lange dauern! Nicht nur dauert die erste Phase oft zu lange, vor allem trauen wir uns nicht in die nächste Phase überzugehen. Denn da gibt es noch ein Thema – das, wenn wir ehrlich sind, niemanden interessiert – aber der Vollständigkeit halber wollen wir es doch noch ausarbeiten. Dazu mehr im Kapitel »Das machen, was weh tut.«

AUSARBEITUNGS-
PHASE SCHNELL
BEENDEN UND MIT
WIEDERHOLEN
ANFANGEN
oder
zieh
25

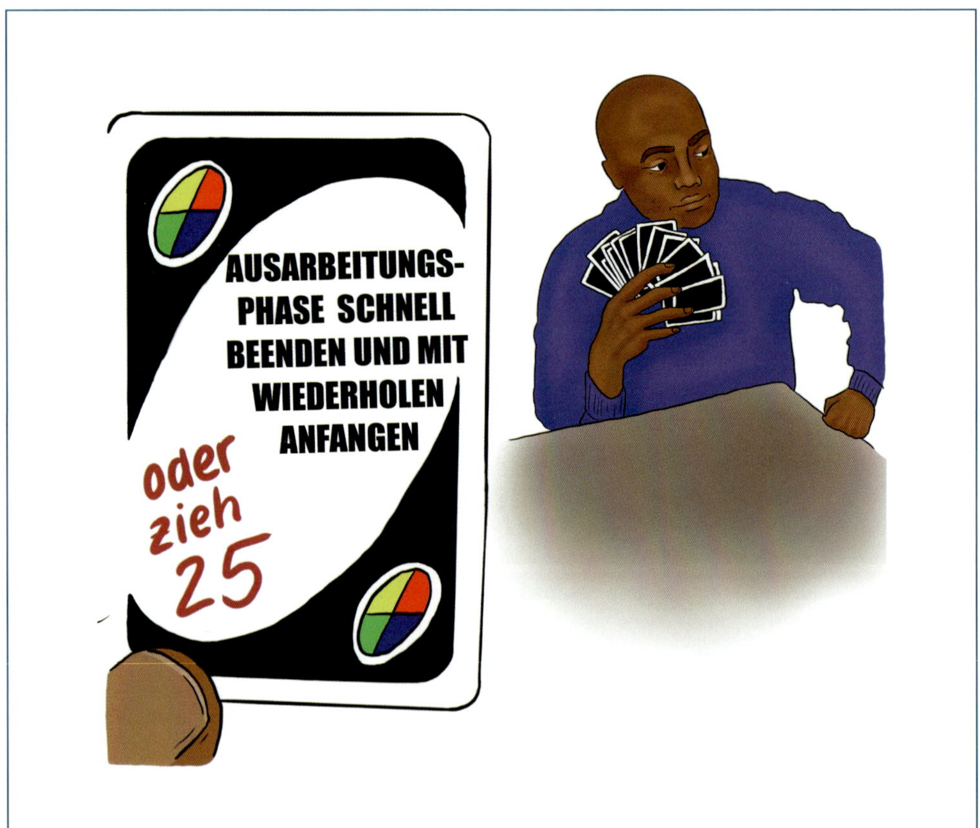

Phase zwei: Wissen lernen

Die Grundidee ist folgende: In Phase eins wird der Lernstoff erarbeitet und danach wird er »in den Kopf gebracht«. Ich versuche hier nur vereinfachte Modelle zu erklären. In der Praxis läuft es dann ein bisschen unstrukturierter ab, das ist auch in Ordnung, wäre ja sonst langweilig.

Beim eigentlichen Lernen, also dem Wissen in den Kopf packen, hat jeder seine eigene Methode. Da es so viele Wege gibt und die schon in Büchern, die sich ganz allein mit Lernmethoden beschäftigen, alle aufgelistet sind, möchte ich an der Stelle nur ein wenig von meinen Methoden erzählen, bzw. von denen, die sich für mich als am besten herausgestellt haben. (Kein Anspruch auf Vollständigkeit.)

Wenn es sich um eine Menge komplett neuen Lernstoffs handelt (Fall 1), hat es sich bewährt die Ausarbeitungen durchzulesen und Dinge, die besonders interessant sind, zu *markieren*. Probier dabei doch auch mal ein Farbsystem aus, z.B.:

- Grün: Überschrift
- Blau: Key-Information (Wichtig Priorität A)
- Rosa: Auswendig-Lern-Fakten
- Orange: Wichtig Priorität B
- Gelb: Wichtig Priorität C

Wenn man dann die durchgearbeitete Ausarbeitung einscannt, damit man alles besser transportieren kann, sieht man im Computer grün, blau und rosa immer noch sehr gut. Orange erkennt der Scanner ein wenig und gelb quasi gar nicht. Deshalb ist es praktisch, mit gelb die unwichtigsten Markierungen zu machen.

Alternativ kann man auch alles immer wieder neu *abschreiben*, bis man es sich gemerkt hat, aber mit einer gewissen Stoffmenge und einer dementsprechend langen Ausarbeitung wird das immer weniger praktikabel. Eine zu große Stoffmenge haben wir im Pharmaziestudium nur zu häufig. Daher hat es sich für mich persönlich bewährt, erst ab einem späteren Schritt Dinge abzuschreiben bzw. wiederholt aufzuschreiben. Nur die Dinge, die folgenden Prioritäten-Filter »Durchlesen + Markieren« und Phase 3 (Übungsaufgaben) durchlaufen haben, habe ich so zeitintensiv gehandhabt, dass ich sie noch einmal abgeschrieben habe. (siehe Phase 4)

Während des Durchlesens und Markierens hatte ich die wichtigsten Fakten auf *Karteikarten* geschrieben. Weniger die Wichtigsten, viel mehr die Fakten, bei denen ich mir sicher war, dass ich sie mir nicht einfach so merken kann. Problematisch war hier schon, dass dies meistens nicht die wichtigsten Key-Informationen waren, sondern eher unwichtiger scheinende Tabellen mit Zahlenwerten, oder verzwickte Definitionen. Die Key-Informationen sind meist so einprägsam, dass man sie sich relativ gut merken kann. Nachdem ich damit fertig war meine komplette Ausarbeitung durchzugehen und dabei ein beachtlicher Stapel Karteikarten entstanden war, kam der Moment, an dem ich das Ganze nun wirklich lernen musste. Ich habe meine Karteikarten immer und immer wieder angeschaut und versucht mir das dort Notierte zu merken. Ich habe beim Wiederholen der Karteikarten auch den Leitner-Algorithmus ausprobiert, der genau vorschreibt, nach welchem Zeitabstand Karten noch einmal wiederholt werden sollten. Außerdem habe ich ausprobiert, zu welcher Uhrzeit es am besten funktioniert: direkt am Morgen nach dem Aufstehen; als erste Tätigkeit, wenn ich in die Bibliothek komme; direkt nach dem Mittagessen; als letztes, bevor ich nach Hause gehe und direkt vor dem Schlafen.

Das ging immer solange, bis ich irgendwann aus Verzweiflung (und so war es jedes Mal) die Inhalte der Karteikarten wieder auf ein A4-Blatt geschrieben habe. Witzig, wie sehr man sich manchmal im Kreis dreht ohne es zu merken, oder? Auf dem A4-Blatt konnte ich die Fakten wieder clustern, in einen Zusammenhang bringen und mir so die Fakten auf einmal doch merken. Ich brauchte immer einen Überblick und Querverbindungen. Wenn das stimmt, was wir über die Physiologie unseres Gehirns wissen – viel mehr ein Netzwerk von verknüpften Punkten, als einzeln herumschwirrende Fakten – wirkt das auch plausibel, oder? Irgendwann musste ich einsehen: Mit Karteikarten lernen soll super funktionieren, funktioniert für mich aber gar nicht gut. Die einzige Ausnahme für mich waren die Pflanzennamen in Pharmazeutischer Biologie 2. Warum ich dir das erzähle? Trau dich deine Lernmethoden zu hinterfragen! Und vor allem zu ändern!

Ich habe es trotzdem immer wieder gemacht – und irgendwann habe ich mitbekommen, warum ich bei jeder neuen Lern-Periode wieder Karteikarten schreibe, obwohl ich wusste, dass es bei mir nicht funktionieren wird: Wenn ich die Unterlagen wiederholt habe, gab es Dinge (z.B. eine Formel) bei denen ich davon ausgegangen bin, dass ich sie mir spontan eh nicht merken kann. In einer Mischung aus der Angst, zu vergessen, die Inhalte später noch zu lernen und der Faulheit, die Inhalte nicht gleich zu lernen, war es eine angenehme Lösung, die Dinge auf eine Karteikarte zu schreiben. Damit ich das Unangenehme auf später verschieben kann. Es stellte sich also heraus, dass das Karteikarten-Schreiben für mich eine unbewusste Art des Prokrastinierens, also Aufschiebens, war. Ich sage damit nicht, du sollst nicht mit Karteikarten lernen. Für manche Menschen funktioniert das super, aber, wenn du dich dabei erwischst, dass du Karteikarten aus ähnlich falschen Gründen benutzt, wie ich, dann denk über Alternativen nach.

Ich habe tatsächlich den Eindruck, und das mag zu 100 % ein Bias sein, dass Studentinnen, die *besonders viel* mit Karteikarten lernen, oft die Studentinnen sind, die überdurchschnittlich lange zum Lernen brauchen, also anders gesagt: relativ uneffektiv lernen. Achte mal darauf. Mein Eindruck ist auch, dass Leute, die sehr zeiteffizient lernen, Karteikarten *relativ selten* und wenn dann *sehr gezielt* einsetzen.

Nachdem mir das alles bewusst geworden war, lag es nahe, die Fakten, die schwierig zu merken waren, direkt auf ein weißes Blatt zu schreiben statt auf eine Karteikarte. So sind meine sogenannten *Lernzettel* entstanden, die für mich auch später in Phase vier extrem wichtig wurden (siehe unten).

Wenn du überlegst eine Zusammenfassung neu zu erarbeiten oder einfach eine schon ausgearbeitete aus dem höheren Semester zu verwenden und sie direkt zu wiederholen oder diese höchstens zu aktualisieren, kommt oft das Argument, dass man beim Ausarbeiten bereits eine Menge lernt. Das stimmt. Dabei solltest du aber nicht das Kosten-Nutzen-Verhältnis aus dem Auge verlieren. Ausarbeiten dauert verdammt lange. In der gleichen Zeit würdest du es wahrscheinlich schaffen, die fertige Ausarbeitung zwei- oder dreimal zu wiederholen – wenn nicht noch öfter. Kommt immer darauf an, wie lange du am Anfang einzelne Punkte im Buch nachlesen musst, weil du sie noch nicht verstanden hast.

Opportunitätskosten-Prinzip mal ganz simpel: Es geht nicht darum, wie viel du beim Ausarbeiten lernst. Es geht darum ob du beim Ausarbeiten mehr lernen würdest, als wenn du die gleiche Zeit zum Wiederholen einer fertigen Zusammenfassung verwenden würdest. Ja, da spielen noch andere Faktoren eine Rolle, bla_bla_bla, aber du weißt, was ich meine.

Das ist schwer allgemein zu entscheiden, aber grundsätzlich glaube ich, dass es, umso sinnvoller ist, eine eigene Ausarbeitung zu erstellen, je neuer ein Thema ist. Wenn man ein Thema schon halbwegs kennt, ist es eher ratsam, dass du eine fertige Zusammenfassung verwendest oder das neue Skript nach Inhalten, die noch »neu« für dich sind, durchsiehst. Du musst dann nur diese in deine Ausarbeitung übernehmen, statt das gesamte Skript durchzuarbeiten. Dass insbesondere die letzte Methode nicht funktioniert, wenn das Thema neu für dich ist, ist selbsterklärend, oder? Im Hauptstudium hast du aber besonders oft den Fall, dass sich Dinge wiederholen, weil die einzelnen Indikationsgebiete in den verschiedenen Fächern zwar aus verschiedenen Blickwinkeln betrachtet werden, aber sich dennoch viele Inhalte doppeln – das ist gut für das Verständnis und du kannst eine Menge Zeit sparen.

Kommen wir nun zum Problem beim Wiederholen, beziehungsweise das Problem der Phase zwei: Woher weißt du, dass du die richtigen Themen wiederholst? Viele sagen, und da gehöre ich definitiv dazu, dass man den Großteil schon beim Ausarbeiten lernt. Das heißt zum einen, dass Ausarbeiten wichtig ist. Das heißt zum anderen aber auch, dass danach immer wieder *alles* zu wiederholen, nicht besonders effektiv ist. Nachdem man einmal grob die erstellte Zusammenfassung wiederholt hat, sind oft schon eine Vielzahl an Fakten im Kopf hängen geblieben. Danach würde ich nicht alles noch einmal durchkauen. Es fehlen die Filter-Mechanismen: Du wiederholst Themen, die du schon gut kannst, obwohl es Themen gibt, die du schlechter kannst, wahrscheinlich ohne es zu wissen. Noch schlimmer – du wiederholst Themen, die seltener in der Prüfung drankommen, obwohl es Themen gibt, die öfter drankommen, relevanter in der Prüfung sind und die du noch schlechter kannst. Natürlich biete ich dir auch dafür eine Lösung an – Phase drei.

Phase drei: Wissen anwenden

Übungsaufgaben, Altklausuren und Gedankenprotokolle – damit kannst du zwei Effekte erreichen: zum einen den Lernstoff wiederholen beziehungsweise lernen und zum anderen deinen Wissenstand testen. Später komme ich noch zum Wissenstand testen.

But first things first – *Lernstoff durch Anwendung wiederholen bzw. lernen*:

Anwenden und wiederholen sind in dem Kontext schwer zu trennende Begriffe. Einer der wichtigsten Unterschiede zwischen der zweiten Phase (wiederholen) und der dritten Phase (anwenden) ist, dass die Frage ›wie viel Zeit du zuerst mit welchem Thema verbringst, in der zweiten Phase von deiner Priorisierung abhängt und in der dritten Phase sich die Priorisierung nach der Bedeutung der Themen in Altklausuren richtet. Lass uns mal annehmen, du bist nicht in der Lage, in den Kopf deines Professors einzusteigen – dann hast du sicherlich hier und da Fehler gemacht beim Priorisieren. Wahrscheinlich hast du aber sehr viel besser priorisiert, als wenn du einfach den Kapiteln eines Skripts oder stur einer zufälligen Liste von Themen gefolgt wärst, dennoch – es wird Zeit für das nächste Level.

Wenn du mit der Bearbeitung von Altklausuren beginnst, geht es nicht primär darum deinen Wissenstand abzufragen, sondern vor allem darum, das Wissen zu wiederholen, beziehungsweise zu sehen welche Themen in Prüfungen besonders relevant sind. Dann kannst du diese besonders intensiv wiederholen. Wenn du also denkst, du weißt noch nicht genug, um Testate zu bearbeiten und musst eigentlich nochmal alle deine Unterlagen wiederholen (in Phase zwei bleiben), folgender Gegenvorschlag: Geh ein Testat durch und suche dir jeweils den Teil in deiner Ausarbeitung, auf den die Frage zielt. Benutze deine Ausarbeitung als eine Art erlaubten Spicker. Das dauert sehr viel länger, als die Fragen zu beantworten, bei denen du das Wissen direkt aus deinem Kopf abrufen kannst. Die Folge: Du verbringst mehr Zeit mit den Themen, die du noch nicht kannst, als mit den Themen, die schon im Kopf hängen geblieben sind. Außerdem wiederholst du hierbei nichts, was nicht prüfungsrelevant ist. Also: Wenn es nicht in einer alten Prüfung drankam, dann schaust du es dir auch nicht an. Heißt das du lernst damit alles Prüfungsrelevante? – nein, offensichtlich nicht! Wenn du also danach noch Zeit hast, nur zu, lern auch die anderen Themen, die nicht in Altklausuren drankamen. Aber du hast so die Sicherheit, dass du deine Zeit nicht mit Dingen verschwendest, die weniger relevant sind. Paretoprinzip at it's best!

Oft ist es ja auch nicht so, dass ganze Themenkomplexe nicht geprüft würden. Durch Altklausuren lernst du die besonders prüfungsrelevanten Schwerpunkte kennen, oder auch die Art und Weise, wie in der Prüfung die Themen abgefragt werden. Weißt du, wie ich das meine?

Lass mich das an einem Beispiel erklären: Die *Pharmazeutische-Technologie*-Vorlesung wurde durch den Professor gehalten, der dabei sein Bestes gegeben hat, um uns seine Leidenschaft (technologische Forschung) näher zu bringen. Die Skripte waren voll mit Grafiken und Diagrammen aus wissenschaftlichen Veröffentlichungen und Vorträgen. Alles spannend und leider gleichzeitig verwirrend, zumindest wenn man noch keine Ahnung von den Themen hat. Und leider hatten wir am Anfang wirklich keine Ahnung.

Und dann kam der Twist: die erste Prüfung wurde größtenteils von seinen Mitarbeitern erstellt, die während des Praktikums Seminare halten werden. In denen haben sie die Themen behandelt, die sie als besonders wichtig angesehen haben, beziehungsweise haben Schwerpunkte gesetzt, die ihrer Meinung nach besonders wichtig für das Laborpraktikum waren. Das ergibt ja auch Sinn, wenn man bedenkt, dass die Seminare das Praktikum unterstützen bzw. theoretisch untermauern sollen. Es ist in dem Zuge genauso sinnvoll, im Antestat die Schwerpunkte zu setzen, die für das Verständnis der Labor-Versuche notwendig sind. Das Problem für viele Studenten: Das Antestat ist vor dem Praktikum, während dessen die Seminare gehalten werden. Obwohl sich die Seminarskripte also als tolle Zusammenfassung für das Antestat eignen, kamen viele Kommilitonen gar nicht auf die Idee, sich die Skripte schon für das Antestat anzuschauen, sondern haben nur versucht mit der Vorlesung zu lernen. Teilweise wussten die Assistenten vielleicht gar nicht so genau, wie die Vorlesung abläuft – das ist aber nur eine waghalsige Annahme von mir. Die Themen haben sich natürlich überschnitten, beziehungsweise es wurden die gleichen Themen behandelt, aber wie gesagt mit anderen Schwerpunkten und teilweise mit unterschiedlicher Tiefe.

Die Vorlesung gibt einen großartigen Einblick, wie pharmazeutisch technologische Forschung funktioniert, und es ist durchaus sinnvoll, sich im späteren Verlauf tiefer damit zu beschäftigen. Aber, gerade weil die Themen der Antestat-Aufgaben und vor allem die Art der Aufgaben sich eher nach den Seminarinhalten richten und sie – pauschal gesagt – »leichter« sind, hat es meiner Meinung nach wenig Sinn, die Antestat-Vorbereitungen damit zu beginnen die Vorlesung durchzuarbeiten.

Stell dir mal vor du arbeitest die Vorlesung durch und lernst das alles. Problem Nummer eins ist, dass du das wahrscheinlich weder zeitlich schaffen würdest noch würdest du es richtig begreifen, weil du von Anfang an viel zu tiefgründig lernst (siehe Kapitel Das Bücherregal). Damit nicht genug! Problem Nummer zwei – und hier wird es traurig – wenn du zu lange in Phase eins und zwei verbringst, wirst du viel zu spät mitbekommen, dass du dich in eine vollkommen falsche Richtung vorbereitest.

Deshalb ist es so wichtig, dass du dir nicht nur in der Phase null Gedanken über eine deinem Ziel (Prüfung bestehen) entsprechende Priorisierung machst und einen entsprechenden Plan aufstellst, sondern auch, dass du schnellstmöglich in Phase drei übergehst, um direktes Feedback zu bekommen, worauf du dich fokussieren musst und welche Dinge vielleicht eher sekundär sind.

Priorisieren schön und gut, kommen wir zu dem Punkt, der Übungsaufgaben so verdammt powerful macht: learning on demand – du schaffst einen Bedarf für den Lernstoff. Was meine ich damit? Wenn du in Phase 2 deine Zusammenfassung wiederholst und einen Fakt liest – yeah, so what. Ist halt Lernstoff, musst du wissen, so richtig Bedeutung hat er für dich jedoch nicht. Aber wenn du versuchst eine Frage zu beantworten, willst du die Antwort finden und du siehst in diesem Moment, dass genau dieser Fakt notwendig ist, um den Punkt in der Prüfung zu bekommen und du weißt ihn nicht. Dann wird er für dich auf einmal wichtig und du willst ihn wirklich wissen. Du suchst den Fakt in deiner Zusammenfassung – und wenn du ihn endlich gefunden hast – ein Grund zum Feiern! Okay, vielleicht habe ich einen Hang zu Übertreibungen. Aber in dem Moment, in dem der Fakt für dich wichtig wird, für deinen Kopf wichtig wird, wirst du ihn dir viel besser merken. Du hattest den Bedarf, dieses Detail zu wissen und jetzt, wenn du es endlich gefunden hast, merkst du es dir. Ich glaube das ist der Hauptgrund, warum Lernen mit Alttestaten so gut funktioniert.

Wie versprochen, kommen wir nun auch zum *Wissenstand testen*.

Du willst nicht alle Altklausuren zum Üben »verschwenden« sondern am Ende noch die *besten zum Testen* übrighaben. Wow, ein Reim, ich Poet. ☺ Das tolle daran ist, dass du, wenn du relativ unmittelbar vor der wirklichen Prüfung eine relativ aktuelle Altklausur bearbeitet hast, quasi als Generalprobe, deinen Wissenstand viel besser einschätzen kannst. Das gibt dir Sicherheit! Die beste Prävention eines Blackouts ist es, zu wissen was man weiß. Dadurch kannst du in der Nacht vor der Prüfung sehr viel ruhiger schlafen. Außerdem, wenn du doch mal ein wichtiges Thema übersehen hast, möchtest du das lieber am Abend vor der Prüfung als während deiner Prüfung bemerken.

Lass uns mal annehmen, dass du so wie bei dem ersten Staatsexamen, eine lückenlose und große Anzahl an alten Prüfungen zur Verfügung hast. Ich spreche hier über das erste Examen, weil es dabei besonders wichtig ist alte Prüfungen zu bearbeiten, aber auch vergleichsweise einfach ist, sehr strukturiert vorzugehen. Also keine Sorge, wenn dein Plan, welche Aufgaben du wann üben möchtest bei einer anderen Prüfung nicht so präzise ist. Wie immer geht es mir nur darum, dass du das Prinzip verstehst und warum dir das alles helfen soll.

Lass mich dir das alles an einem Beispiel-Plan erklären:

Am ersten Tag beginnst du mit der Prüfung aus dem vor-vorletzten Semester: dein primäres Ziel ist es zunächst zu erfahren, was wichtig ist und zu verstehen, wie die Fragen gestellt werden, worauf es ankommt, womit du viele Punkte bekommst. Vielleicht fallen dir auch schon Sachen auf, die sehr schwierig zu lernen sind und nur wenige Punkte bringen. Am besten du schreibst dir sowas gleich auf und passt deinen Lernplan direkt an.

Am zweiten Tag bearbeitest du die Prüfung, die vier Semester zurück liegt, also die vor-vor-vorletzte Prüfung. Nur um auf Nummer sicher zu gehen, dass die Prüfung, die du am ersten Tag gemacht hast, kein Ausreißer war.

Du fängst am ersten und zweiten Tag mit relativ aktuellen Prüfungen an, damit, wenn du am dritten Tag die älteste Prüfung machst, du sofort merkst, wenn sich etwas grundlegend geändert hat. Die anderen aktuellen Prüfungen hebst du dir für später auf, denn zu Beginn der Phase drei, wenn du mit dem Üben beginnst, geht es nicht darum dein Wissen zu testen, sondern darum durch Üben neues Wissen zu lernen. Wie gut du die Fragen beantworten kannst ist hierbei sekundär.

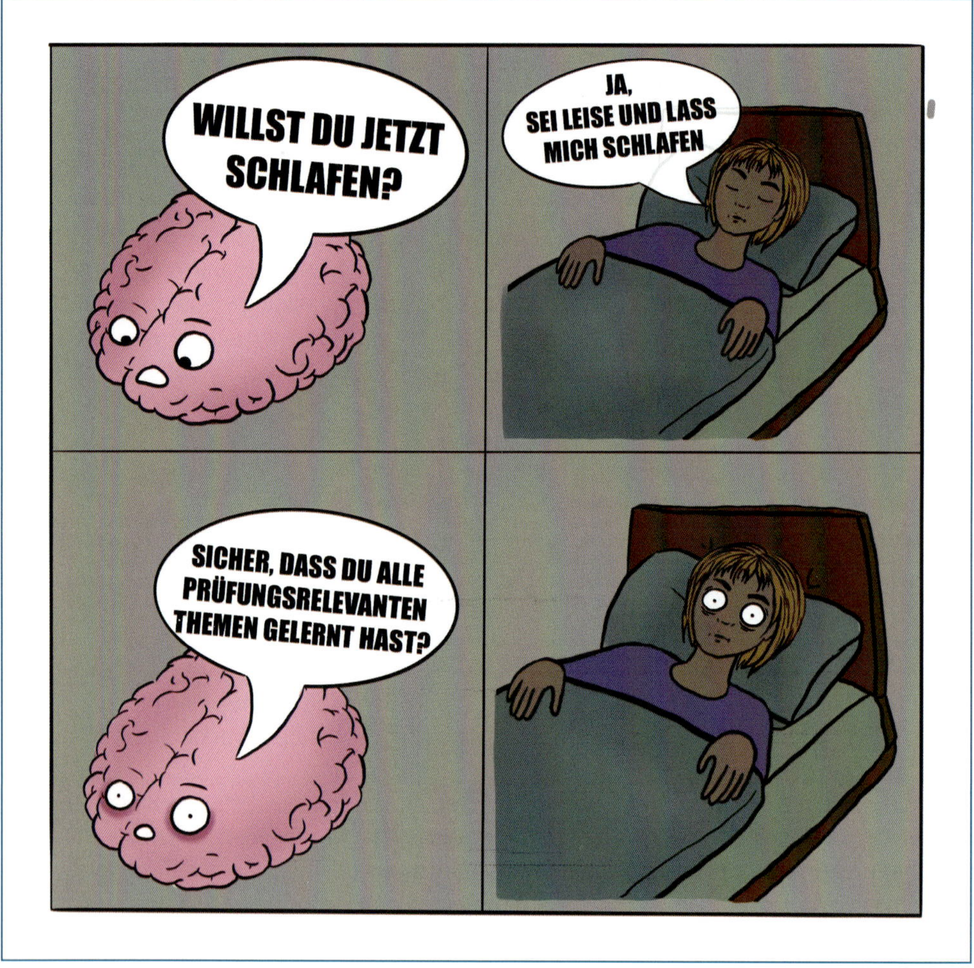

Im Laufe deiner Lernphase steigt der Überprüfen-Charakter stetig an, während der Üben-Charakter nachlässt. Das Ganze gipfelt in den letzten beiden Tagen vor der Prüfung. Da du je näher du am Prüfungstermin bist, umso aktuellere Prüfungen verwenden möchtest, an denen du deinen Wissensstand verlässlicher testen kannst, machst du am Tag drei mit einer alten Prüfung weiter und gehst dann chronologisch vor. Zwei Tage vor der Prüfung bist du dann bei der vorletzten Prüfung angekommen, also die aus dem vorletzten Semester. Hier kannst du final checken, worauf du dich eventuell am letzten Tag noch fokussieren musst. Am letzten Tag vor der Prüfung, verwendest du die Altklausur aus dem letzten Semester als Generalprobe. Damit die Ergebnisse aussagekräftig sind, ist es wichtig, dass du die Fragen vorher wirklich nicht anschaust.

Nun muss man dazu sagen: Es gibt Prüfungen, bei denen der Sich-selbst-Testen-Aspekt nicht so im Vordergrund steht, weil der Lernstoff überschaubar ist, weil die Themen zu stark variieren, oder warum auch immer. Das oben beschriebene Konzept ist vor allem wichtig bei sehr großen und sehr komplexen Prüfungen. Ansonsten kann man sich das Drama um die

Reihenfolge sparen. Dann übst du einfach mit Aufgaben, die so aktuell wie möglich sind. Das heißt, du fängst mit den aktuellen Aufgaben an und gehst dann nach hinten. Mach dir aber auch hier eine übersichtliche Liste, welche Fragen du schon beantwortet hast.

Wie alt sollten die Fragen sein?? Pauschal würde ich sagen – bis zur letzten wesentlichen Änderung. Wenn zum Beispiel die Approbationsordnung geändert wurde und vorher die Gegenstandskataloge für die Prüfungen anders waren oder der Prüfer gewechselt hat, ergibt es wenig Sinn, Aufgaben in Betracht zu ziehen, die vor der Änderung verfasst wurden, einfach weil die Priorisierung der Themen nicht mehr zutrifft. Ansonst gilt es sicherzustellen, dass du die aktuellen Fragen, z.B. die letzten ein bis zwei Jahre, sehr gut kannst und dann kannst du schauen wie viel Zeit im Lernplan noch für die anderen Jahre übrig ist. Generell würde ich aber sagen, dass man lieber die letzten 5 Jahre sehr sicher kann, als die Aufgaben von 15 Jahren nur halbherzig bearbeitet zu haben. Das spielt auch eher eine Rolle bei Prüfungen wie dem ersten Examen, in den »normalen« Prüfungen hast du oft gar nicht so viele Altprüfungen zur Verfügung beziehungsweise die sind so schnell gemacht, dass man relativ fix mit allen durch ist, insbesondere wenn sich Rechenaufgaben doppeln.

Phase vier: Wissen vervollständigen

Ich habe schon im Abschnitt zu Phase zwei erwähnt, dass auch immer wieder abschreiben ein guter Weg ist, sich Dinge in den Kopf zu hämmern. Ein guter, aber zeitraubender Weg – deshalb solltest du zweimal überlegen, bei welchen Fakten du dich für diesen Weg entscheidest.

Für mich gewann die Methode vor allem am Ende, den letzten Tagen vor der Prüfung, an Bedeutung. Ich habe oben schon meine »Lernzettel« erwähnt. Darüber habe ich aber noch in keinem Lern-Buch gelesen. Wenn wir ehrlich sind, ist es auch eine echt unspektakuläre Sache. Umso faszinierter war ich davon, wie wahnsinnig effektiv sie für mich war.

Am Ende ist es eine simple Faktensammlung. Diese entsteht vor allem, wenn ich Aufgaben bearbeite und dabei Fakten gefragt werden, die ich nicht kann. Dann schreibe ich sie quasi auf einen Notizzettel.

Das ist total nutzlos, wenn man keine Ahnung von der Struktur des Themas hat bzw. nicht weiß, welcher Fakt wohin gehört. Auch, wenn man zu wenig weiß und am Ende quasi alles auf den Notizzettel schreibt, hat es wenig Sinn. Aber wenn man den Großteil des Lernstoffs und vor allem die Struktur im Kopf hat, ist es ein tolles Tool, um sich radikal auf die Fakten zu konzentrieren, die einem noch fehlen – nicht alle Fakten, die man noch nicht kann, sondern die Fakten, die einem bei der Bearbeitung von Prüfungen gefehlt haben. Fakten, Formeln oder einzelne Schaubilder sei dabei mal dahingestellt.

In der vierten Phase geht es darum, die Lücken, die man in Phase drei gefunden hat und bis jetzt noch bestehen, endlich zu schließen. Das sind meist Fakten, die nervig sind, die man sich schlecht merken kann, die man auch schneller wieder vergisst. Das ist ein weiterer Grund, warum es sich anbietet, das ganz an das Ende der Lernphase zu schieben. In diesem ganz besonderen Fall ist Prokrastinieren ausdrücklich erlaubt – aber nicht zu viel des Guten, bitte.

Abgesehen vom Morgen vor der Prüfung, an dem ich nur noch die Lernzettel angestarrt und sie mir selbst vorgelesen habe, liefen Phase drei und vier bei mir immer parallel. Immer, während ich eine Prüfung bearbeitet hatte (Phase drei), habe ich weitere Fakten, die mir gefehlt haben, »gefunden« und aufgeschrieben (Phase vier).

Diese habe ich dann nicht einfach so noch einmal abgeschrieben, sondern nach Themen geclustert. Nach zwei bis drei Prüfungen, bei denen ich immer wieder Fakten auf meine Lernzettel hinzugefügt hatte, waren die Zettel zu voll und unübersichtlich, weil ich die Fakten je bei den entsprechenden Themen dazwischen gequetscht hatte. Das war gut so, weil ich nun alles noch einmal abschreiben musste.

Fang aber bitte nicht an, deine Ausarbeitung so zu erstellen, das dauert viel zu lange. Bei der Ausarbeitung kann ich einen Laptop nur empfehlen. Aber bei den Lernzetteln, bei denen es darum geht, sich wirklich nur die allerwichtigsten Fakten einzuprügeln (wichtig bedeutet hier: häufig gefragt und noch nicht im Kopf), empfehle ich tatsächlich weiße A4-Blätter und einen Stift. Ich lebe mein ganzes Leben am Laptop, aber hierfür lohnt sich die Oldschool-Variante. Das ist zumindest meine Meinung.

Nachdem du beim Aufgabenbearbeiten dein Wissen anzuwenden gelernt hast, deine Lücken rechtzeitig bemerkt und in Phase vier nun auch noch geschlossen hast – steht deinem Prüfungserfolg nun nichts mehr im Weg. Du weißt was du weißt und du weißt, dass du das Wichtige weißt. Mit ruhigem Gewissen kannst du nun die Prüfung rocken. Good Luck! ☺

WENN DU PERFEKT VORBEREITET BIST
UND DIE PRÜFUNG TROTZDEM MISERABEL LÄUFT

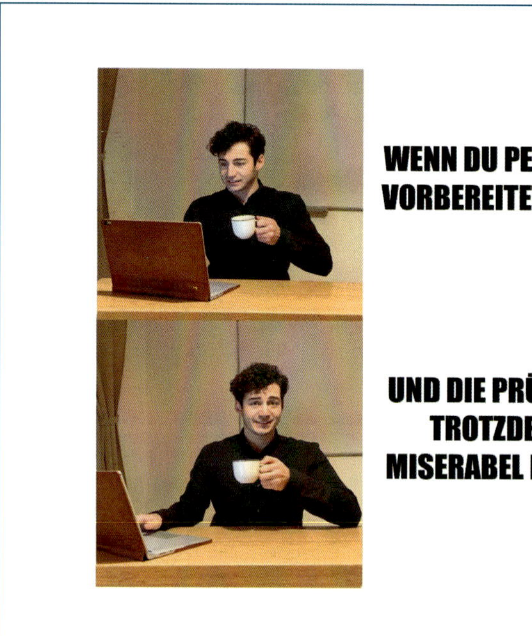

Spaß beiseite – trotz der besten Methodik haben Prüfungen immer noch etwas Ungewisses, die böse Überraschung kann immer kommen und man weiß nie, was schief geht. Du bist natürlich trotzdem noch nervös. Das ist nicht schlimm. Nervosität ist sogar gut. Das Adrenalin hilft dir dich besser zu konzentrieren und dein Wissen bestmöglich abzurufen. Nur Angst brauchst du nicht zu haben, das hilft dir zum einen nicht weiter und zum anderen haben wir ja schon im Teil I besprochen, wie toll auch Versagen sein kann.

2. Der Weg zur Umsetzung

Hast du schon einmal einen Lernplan gemacht, der ungefähr so aufgebaut war: In x Wochen arbeite ich alles aus (Skript, Buch, etc.) und dann habe ich am Ende y Wochen Zeit, um alles zu wiederholen und zu lernen? – Bestimmt. Und hast du schon einmal erlebt, dass x viel größer wurde als ursprünglich geplant war und du für y keine Zeit mehr hattest? – Witzigerweise, wenn ich diese Fragen während meiner Vorträge an Universitäten stelle, gibt es mehr solche, die den Plan durcheinanderhauen, als solche, die überhaupt einen Plan aufgestellt haben. Das bringt mich immer wieder zum Schmunzeln.

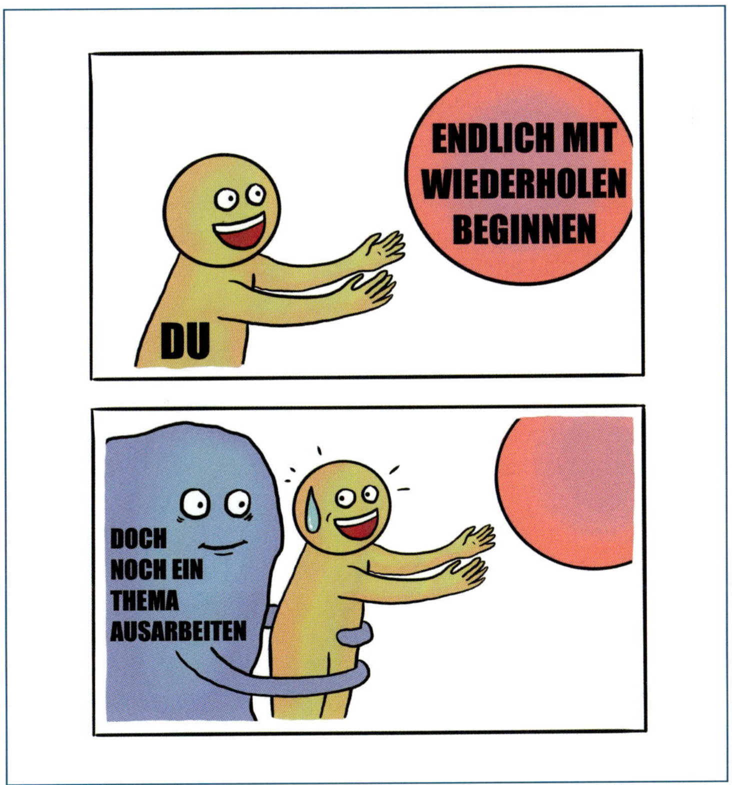

Bei mir selbst lief es früher ganz oft folgendermaßen ab: Ich hatte zum Beispiel zwei Wochen zum Ausarbeiten eingeplant und dann eine Woche zum Lernen und Wiederholen. Und dann kamen immer mehr Schwierigkeiten beim Ausarbeiten auf mich zu. Ganz vorne mit dabei waren *fehlende Disziplin* und dass ich *zu viel Zeit mit kleinen, unwichtigen Themen* verbracht habe. Am Ende war es der Abend vor der Prüfung und gegen 18:00 Uhr habe ich dann das Ausarbeiten abgebrochen. Nach einer kleinen Nachtschicht – gegen 2:00 Uhr morgens kam mir dann jedes Mal der gleiche Gedanke »Wow! Jetzt läuft es eigentlich richtig gut! Wenn ich jetzt noch *einen* Tag mehr Zeit hätte, dann würde die Prüfung bestimmt richtig gut laufen!« – Sei ehrlich. Kommt dir das bekannt vor? – Inzwischen bin ich mir sicher, dass man, egal wie lange man Zeit hat, am Ende immer einen Tag mehr bräuchte.

Das Problem ist Folgendes – mal vereinfacht ausgedrückt: Wenn du 100 % ausgearbeitet hast und am Ende keine Zeit mehr hast es zu wiederholen, also wirklich gar nichts wiederholst, wie viel weißt du dann? Vielleicht 10 %. Wenn ich nur 50 % ausarbeite, aber danach noch Zeit habe alles ausreichend oft zu wiederholen, wie viel weiß ich dann? Ich werde natürlich auch einiges vergessen haben. Sagen wir ich kann am Ende 40 %. Das sind immer noch 30 % mehr, obwohl ich nur die Hälfte ausgearbeitet habe. Vergiss die Zahlen, ich möchte dir damit nur deutlich machen, warum es wichtig ist, genug Zeit zum Wiederholen einzuplanen. *Alles was du ausarbeitest, aber am Ende nicht im Kopf hast, naja ich würde nicht sagen, dass es umsonst war, aber es bringt dir auf jeden Fall nichts für deine Prüfung.*

Aber wie schaffst du es genug Zeit zum Wiederholen und Üben/Anwenden zu haben? Ein toller Ansatz aus dem Lehrbuch ist: Eher anfangen. Hast du sicher schon ausprobiert. Ein zweiter Ansatz: mehr Disziplin beim Ausarbeiten, dann bist du schneller und schaffst es endlich deinen Lernplan einzuhalten. Da gibt es diese Tipps wie Handy weglegen, nicht ablenken lassen, bla, bla, bla. Einfach gesagt – einfach ein anderer Mensch sein. Sei halt mal diszipliniert.

Ich glaube weder daran, dass du dich von heute auf morgen verändern kannst, noch glaube ich daran, dass 100 % Disziplin Spaß macht. Du willst aber Spaß haben, wenn du so viel Zeit mit etwas verbringst wie mit Lernen im Pharmaziestudium. Versteh mich nicht falsch, Disziplin ist wichtig und toll und du brauchst sie – keine Frage! Aber Disziplin ist nicht die Lösung für alles, zumindest meiner Meinung nach, keine *realistische* Lösung für alles. Oft, wenn es richtig kacke läuft, ist deine natürliche Reaktion: »Oh man, jetzt muss ich echt mehr machen! Morgen fange ich richtig zeitig an mit Lernen und lerne richtig lange, damit ich wieder aufholen kann.« Mal angenommen, du machst es wirklich und stehst eher auf, mit der Konsequenz, dass du müde bist und dich nicht so richtig konzentrieren kannst – noch schlimmer: Du verlierst noch mehr als sonst den Fokus auf die wichtigsten Aufgaben und hältst dich ewig mit Kleinigkeiten und unwichtigen Fakten auf. Dann lernst du viel mehr und strengst dich viel mehr an und am Ende sind die Ergebnisse genauso oder sogar noch schlechter – das kann ganz schön demotivieren, stimmt's?

Am wenigsten glaube ich aber daran, dass man einen Lernplan wirklich einhalten kann. Wenn du die Prüfung bestanden hast und das Stoffgebiet kennst, die Hürden und Tücken der einzelnen Themen – dann weißt du, wie man einen Lernplan für die Prüfung schreibt, der funktioniert (also, für dich funktioniert, weil jeder ein bisschen anders ist und anders lernt). Das Problem: du schreibst eine Prüfung nicht noch einmal, wenn du sie schon bestanden hast und noch weniger lernst du etwas nochmal, das du schon kannst.

Lange Rede kurzer Sinn irgendwann hatte ich folgenden Gedanken: Wenn ich jeden Tag so lernen würde, als wäre am nächsten Tag die Prüfung, dann wäre das effektiv. Damit meine ich den Druck aus der Nacht vor der Prüfung – die Dinge nicht nur auf dem Zettel, sondern wirklich im Kopf zu haben – auf einen Großteil der Lernphase zu verteilen.

In der nächsten Lernphase habe ich dann natürlich genau das Gegenteil gemacht und wieder so wie immer angefangen. So wie jedes Mal, wenn man sich etwas Neues vornimmt, aber nicht weiß, wie man es umsetzen soll. Du kennst das sicherlich – leider.

Nach ein paar Anläufen gelang es mir endlich eine *Lösung umzusetzen*. Wie? Ich habe einfach abgebrochen! Also ich meine nicht das Studium, sondern die Ausarbeitungsphase (Phase 1) – die habe ich seitdem immer so früh wie möglich abgebrochen. Du kannst sie später ja fortsetzen. Eine Voraussetzung dafür ist natürlich, dass du mit den wichtigsten Themen begonnen hast. Jetzt weißt du, warum ich dich seitenweise mit Priorisieren und dem Pareto-Prinzip zugespamt habe.

Folgendes Konzept: Du arbeitest erst das Wichtigste aus, dann wiederholst und übst du das Wichtigste und dann, wenn du (fast) alles, was du ausgearbeitet hast, auch im Kopf hast, du also nichts mehr »umsonst« ausgearbeitet hast, dann arbeitest du das Zweitwichtigste aus, was du dann wiederholst und anwendest, bevor du das Drittwichtigste ausarbeitest. – So in etwa sollte es ablaufen. Das ist alles leichter gesagt als getan. In der Praxis bedeutet es, du übst und wiederholst, während du noch nicht fertig bist mit ausarbeiten, weil du nie wirklich fertig mit ausarbeiten sein wirst.

Du siehst hier, dass Priorisieren in der Phase null eine Voraussetzung dafür ist, dass das System funktioniert – ich würde mich fast so weit aus dem Fenster lehnen und sagen: eine Voraussetzung dafür, dass du effektiv lernen kannst. Ich habe, als wir über die Phase null gesprochen haben, aber auch schon erwähnt, dass die Priorisierung nicht final ist, sondern sich Prioritäten während des Lernens ändern werden: Wenn du Themen besser verstehst, verstehst du, wie sie zusammenhängen und das gilt insbesondere, wenn du anfängst Aufgaben zu üben.

Ich hatte noch einen weiteren Grund genannt, der die Ausarbeitungsphase unnötig in die Länge zieht: Das Aufwenden von zu viel Zeit für *kleine unwichtige Themen*. Natürlich ist nie etwas hundertprozentig umsonst und es gibt so viele spannende Dinge ... Und mit einem Thema, dass dich persönlich reizt, mehr Zeit zu verbringen, ist natürlich wichtig für den so unterschätzten Spaßfaktor. Pass aber auf, dass es nicht überhand nimmt. Ich zum Beispiel habe so etwas eher abends gemacht, wenn ich eher dazu tendierte aufzuhören, weil ich müde war und nicht am Morgen, damit es nicht ein heimliches Prokrastinieren vor den wichtigen Aufgaben – dem Wissen Anwenden – wurde.

Die Lernphase für das zweite Staatsexamen ist ein Paradebeispiel dafür, dass es wichtig ist, nicht zu viel Zeit in neue Ausarbeitungen zu investieren – weil du eigentlich alles schon einmal irgendwo gelernt hast, zumindest eigentlich. Die Prüfungen sind herausfordernd und erstrecken sich über mehr als einen Monat – eine lange Zeit, in der du leistungsfähig bleiben und einen kühlen Kopf bewahren musst, von der ungewissen Lernphase vor der ersten Prüfung mal ganz abgesehen. Dabei hilft eine gute Struktur, um zu wissen, was am Wichtigsten ist und was man wann machen sollte. Die schiere Masse an Lernstoff, der abgefragt wird, macht es umso wichtiger, dass du so viel wie möglich in der Prüfung abrufbar hast – also anders gesagt, dass du so wenig wie möglich Zeit mit Themen verschwendest, die du am Ende eh nicht in deinem Kopf haben wirst. Deshalb lass mich dir die Umsetzung am Beispiel meiner Lernphase für das zweite Staatsexamen zeigen.

Wenn du vor diesen großen Prüfungen stehst, sollte es dein Ziel sein, die Phasen eins und zwei so kurz wie möglich zu halten. In meinem Beispiel für das zweite Examen habe ich zunächst gar nichts neues mehr ausgearbeitet. Die Phase eins fiel komplett weg und wiederholt habe ich »nur« durch den Besuch von Repetitorien, in meinem Fall den Ravati-Seminaren. Danach habe ich mich direkt in die Phase drei gestürzt. Die Phasen drei und vier sind die Phasen, die am Ende den Unterschied machen. Umso mehr Zeit und Energie dafür übrigbleibt, desto besser wirst du in der Prüfung sein. Dabei müssen Phase eins und zwei nicht unbedingt komplett abgeschlossen sein, bevor du mit Phase drei und vier anfängst.

Am Morgen habe ich vorzugsweise gleich angewendet und wiederholt (Phase 3). Das hat einen ganz netten Nebeneffekt: Wenn ich eine Altklausur bearbeite, ist es relativ eindeutig, wo und wie ich anfange – Aufgabe 1, ich mache das, was in der Aufgabe steht. Ich muss also nicht erstmal in den »Flow« kommen, sondern kann quasi die Aufgaben eins zu eins abarbeiten. Hast du manchmal Probleme mit dem Lernen anzufangen? – das ist ein Lösungsansatz. Wenn du keine Angst davor haben musst, dass, wenn du in der Bibliothek ankommst, nicht weißt, wie du mit dem Lernen anfangen sollst, dann fällt dir auch der Weg in die Bibliothek leichter.

Ein zweiter Vorteil: Gleich am Morgen wurde ich daran erinnert, welche Themen wirklich oft gefragt werden und wovon ich noch keine Ahnung habe. Das hilft den Fokus für den Tag auf das Wichtige zu legen! Wenn du vorhattest, irgendwas als nächstes zu bearbeiten, von dem du dir eingeredet hast, es sei wichtig, holt Dich ein Blick in die Altklausur schnell auf den Boden der Tatsachen zurück.

Der Teil nach der morgendlichen Übungsphase war relativ variabel: Ein Thema in einer Lerngruppe besprechen – auch hier so anwendungsbezogen wie möglich; Doch mal ein Thema, dass sich als besonders wichtig herausgestellt hat, im Buch durcharbeiten; Zu einem Thema einen Lernzettel erstellen; Sich gegenseitig mit einem Lernpartner abfragen; etc.

Für Lernpläne gibt es keine Patent-Lösung. Es ist nur wichtig die Prinzipien im Hinterkopf zu haben. Generell bestand aber meine Lernphase für das zweite Examen, zu einem auffällig großen Anteil aus: *üben, üben, üben*. Dazu habe ich jetzt aber genug erzählt.

Später am Tag oder am Abend, wenn die Kräfte langsam nachlassen und du eh zu müde bist, um die anstrengenden Aufgaben zu bearbeiten, ist ein guter Moment, um sich nochmal die Ausarbeitungen und Lernzettel anzuschauen.

Das dauert eh ein bisschen länger und abends Ruhe zu haben, weil man alles andere schon geschafft hat, ist dafür hilfreich. Besonders, wenn du viel mit Freunden zusammen lernst, ist es tagsüber trubeliger. Sich lange auf ein Thema einzulassen, ist besonders schwierig, wenn die gemeinsame Mittagspause oder die nächste Lerngruppen-Session ansteht.

Am Morgen beim Anwenden ist es wichtig, sich radikal auf die prüfungsrelevanten Aufgaben zu fokussieren, damit du möglichst zeiteffizient vorankommst. Wenn du dann am Abend in Phase eins und zwei herumwuselst, kannst du dich ruhig in einem Thema im positiven Sinne »verzetteln« und ein bisschen tiefer einsteigen. Das dauert zwar länger, aber das Wissen hält dann auch länger und es macht manchmal einfach mehr Spaß. Natürlich solltest du dabei nicht aus dem Auge verlieren, welche Themen dir beim Üben immer und immer wieder begegnet sind.

Der Trick besteht darin, dass du die weniger effizienten Aufgaben am Abend machst: Du bist müde, geschafft und willst eigentlich nach Hause – du wirst also nur tiefer in ein Thema einsteigen, wenn du es wirklich für wichtig hältst. Du bist jetzt viel eher dazu bewegt zu sagen: »Ach ich lass es sein, das wird schon nicht gefragt werden« als am Morgen, wenn du ausgeschlafen bist. Wenn du dann Punkte ausgelassen hast, die doch wichtig sind, dann wirst du es früh genug bei dem Üben der Aufgaben bemerken.

Irgendwann reicht es dir für den Tag, du hast eine Menge Aufgaben bearbeitet, Lücken vervollständigt, die wichtigsten Fakten, die dir noch gefehlt haben, in deinen Kopf gehämmert, ein Thema, dass dir noch wichtig war, etwas intensiver behandelt – Schluss für heute. Ein letztes Anliegen habe ich aber noch.

Wenn ich am Abend fertig mit Lernen war, bin ich immer nochmal zurück zur Phase null gegangen: Ich habe meinen Lernplan fast täglich aktualisiert. Beim Üben habe ich gemerkt, welche Themen noch Nachholbedarf haben. Außerdem habe ich immer für irgendwelche Themen länger gebraucht als geplant und am Ende etwas nicht geschafft. Dann ist es wichtig nicht versuchen zu wollen, trotzdem alles irgendwie zu schaffen, sondern sich besonders auf die wichtigen Aufgaben zu konzentrieren (Paretoprinzip): Lernplan aktualisiert, die Aufgaben für den nächsten Tag markiert und mit Check-Boxen versehen.

Wenn ich tagsüber das Gefühl hatte, dass es heute besonders schlecht lief, habe ich mir abschließend noch einmal vor Augen geführt, was ich an dem Tag alles Tolles geschafft habe. Ich habe mir bewusst gemacht, wie wichtig und gut die Aufgaben für den nächsten Tag sind und dass das alles schon irgendwie klappen wird.

Jetzt war ich bereit für den nächsten Tag. Am nächsten Morgen konnte es weiter gehen. Der letzte Schritt ist vor allem wichtig, um gut einschlafen zu können (erholsamer Schlaf ist entscheidend) und damit am nächsten Morgen der Weg aus dem Bett und in die Bibliothek leichter fällt.

3. Erst das Regal, dann die Bücher (Das Bücherregal)

Jetzt habe ich so viel darüber gesprochen, wie wichtig die Phase drei ist, wie wichtig es ist, das Wissen anzuwenden – ich kann es durchaus nachvollziehen, wenn du dich jetzt fragst, warum du nicht gleich damit anfangen solltest? Warum solltest du Zeit mit Überblick Verschaffen (Phase 0) und Ausarbeiten (Phase 1) »verschwenden«, wenn doch das Anwenden das Wichtige ist?

Vielleicht hast du schon zu Beginn deines Pharmazie-Studiums zu diesem Buch gegriffen: Dann kannst du dich jetzt sicherlich noch an deinen Einzug in deine Studentenbude erinnern. Und vielleicht bist du ja auch noch altmodisch genug, um Bücher zu haben. Was hast du zuerst gemacht? Deine Bücher eingeräumt oder dein Bücherregal aufgebaut? Mal angenommen, du räumst deine Bücher ein, bevor du das Regal aufbaust – das Ergebnis: Ein chaotischer Haufen von Wissen, ohne Struktur und Zusammenhang.

Was ich damit sagen möchte ist: du brauchst eine Struktur, quasi eine Gliederung des Wissens, die wie ein Bücherregal funktioniert, in das du dein Wissen beim Lernen einsortieren kannst. Du fängst mit dem Allgemeinen an und gehst erst danach in die Details. Das hilft dir dabei das große Ganze zu sehen und die Lerninhalte im Kontext zu verstehen.

Während ich dieses Buch schreibe, ist gerade Corona am »dampfen«. Immer mehr Leute, die sich seit ein paar Monaten intensiv mit dem Thema beschäftigen, haben das Gefühl Bescheid zu wissen. Hier ist das Problem: Wenn jemand sich noch nie in seinem Leben tiefgründig, mit tiefgründig meine ich z.B. auf molekularbiologischem Level, mit Infektionen und damit, was sie mit unserem Körper machen, beschäftigt hat – dem fehlt das Bücherregal. Sie kann nicht das neue Virus mit anderen Viren vergleichen. Ihr fehlen die Relationen und »Querverbindungen« um zu verstehen, worum es geht.

Disclaimer: Es soll im Folgenden absolut nicht um die virologische Korrektheit meiner Aussagen gehen! Ich schließe mich in die Gruppe ein, die nicht genug Bücherregal hat, um die

Zusammenhänge vom Corona-Virus wirklich zu verstehen. Ich möchte dir hier nur das Prinzip erklären.

Ein Beispiel: Eine Studie, in der untersucht wird, wie lange die Corona-Viren auf verschiedenen Oberflächen überleben. Als Laiin die Ergebnisse der Studie zu lesen, und da schließe ich mich ein, führt dazu, dass ich den Wert »24 Stunden« lese und denke: »Oh, okay, also wenn eine Infizierte diese Oberfläche angefasst hat, muss ich sie desinfizieren oder sie bleibt 24 Stunden infektiös.« Professor Drosten – für den Fall, dass sich dieses Buch so lange hält, dass du dich nicht mehr genau an Corona erinnern kannst, das ist ein Virologe an der Charité in Berlin, der oft als *der* Experte für Corona-Viren gilt – hat die Studie wie folgt erklärt: Wenn Virus nachgewiesen wird, heißt das nicht unbedingt, dass die Fläche infektiös ist. Die Nachweisgrenze ist weitaus geringer als die Anzahl der Viren pro Volumeneinheit, die nötig sind, um relevant infektiös zu sein. Man hat dann in der Studie gesehen, dass auf fast allen Oberflächen nach ca. 8 Stunden die Virenanzahl unter die Infektions-Grenze fällt. Der Grund ist wahrscheinlich, dass nach 8 Stunden der Flüssigkeitstropfen verdunstet ist, der auf der Proben-Oberfläche aufgetragen wurde und in dem sich die Viren befinden. Das eigentliche Ergebnis war also vielmehr, dass die Viren nur in der Flüssigkeit in relevanter Menge überleben und vor allem Flüssigkeitstropfen auf Oberflächen infektiös sind. – Damit bekommt das Ganze eine ganz andere Bedeutung, weil man in der Lage ist, das Ergebnis im Zusammenhang zu betrachten, denn man kennt andere ähnliche Studien und erkennt die Fallstricke der verwendeten Methoden.

Jetzt könnte man denken: Gar kein Problem, dann lese ich mir die Sachen, die wichtig sind, um die Zusammenhänge zu verstehen, eben direkt an und den Rest spare ich mir. – Sorry, aber so funktioniert das nicht! Das Problem dabei ist: Wenn man die Zusammenhänge nicht kennt und die Studie liest, kann einem gar nicht auffallen, dass man etwas falsch einordnet. Die Studie ist plausibel geschrieben, man versteht den Text und postet sein Wissen auf Social Media. Schwierig. Man sieht nicht, dass man etwas nicht verstanden hat, gerade weil man es nicht verstanden hat. Und noch weniger sieht man, womit genau man falsch liegt. Erst, wenn du einmal alles verstanden hast, kannst du auch die Einzelheiten verstehen. Deshalb sollst du einmal grob deine Ausarbeitung (Phase eins) wiederholt haben (Phase zwei), bevor du mit den Aufgaben (Phase drei) beginnst.

Genauso ist es mit Nebenwirkungen von Medikamenten – wenn du anfängst Nebenwirkungen zu lernen, wäre es durchaus plausibel zu schauen, was sind denn die häufigsten Nebenwirkungen? Das Ergebnis wird sein, dass du als Nebenwirkung für 50 % der Arzneistoffe »Kopfschmerzen« und für die anderen 50 % »Störungen des Verdauungstrakts« lernst – wenn du dann fertig damit bist, wird dir auffallen, dass diese in der Prüfung meist irrelevant sind. Du solltest eher schauen, welche Nebenwirkungen sich aus dem Wirkmechanismus logisch ableiten lassen – über diese in der Prüfung zu reden ist viel erfolgversprechender, weil es gleichzeitig zeigt, dass du verstanden hast, wie der Arzneistoff wirkt.

Nur wenn du die Dinge im Kontext verstanden hast, kannst du sie wirklich erklären. Jetzt kannst du mir natürlich sagen, dass es dir egal ist, ob du es verstanden hast und dass du nur schnellstmöglichst durch das Studium kommen möchtest, weil du den Mist später eh nicht brauchst – well, fair enough. Das kannst du gerne so handhaben. Kleines Problem: spätestens im zweiten Examen sitzt du Professorinnen gegenüber, die dich »bestehen lassen« müssen. Was denkst du, möchte eine Professorin sehen? – Ein Mensch, der der Wissenschaft mehr

Zeit gewidmet hat als ihren eigenen Kindern. Ich möchte keineswegs sagen, dass Professorinnen schlechte Eltern sind. Nach ca. 20 Jahren ziehen die Kinder aus und wenn eine Professorin ca. im Alter von 20 Jahren angefangen hat zu studieren und jetzt 55 ist, dann hat sie der Wissenschaft 35 Jahre gewidmet, 15 Jahre mehr als ihren Kindern. Sie stellt sich nun in ihrer wertvollen Zeit, in der sie alternativ forschen könnte, vor euch hin und versucht euch die Wissenschaft nahezubringen – meinst du nicht auch, dass sie sehen möchte, dass du verstanden hast was sie über mehrere Semester versucht hat ihren Studentinnen beizubringen? Du musst also die Professoren davon überzeugen, dass du es verstanden hast und das ist sehr viel einfacher, wenn du es wirklich verstanden hast.

Kommen wir zu Fächern wie Physik und pharmazeutischer Technologie: Wenn du eine Formel für die Beantwortung einer Aufgabe brauchst – kannst du, auch wenn du die Phasen null und eins auslässt, einfach diese eine Formel lernen und wenn das nächste Mal der gleiche Fragentyp kommt, kannst du sie direkt anwenden. Das funktioniert auch ganz ohne Kontext. Für den nächsten Fragentyp lernst du die nächste Formel und am Ende hast du für jeden Fragentyp eine Formel – perfekt. Problematisch wird es, wenn es nicht nur 10, sondern z.B. 20 oder sogar 30 verschiedene Fragentypen gibt. Lass es dir von jemandem sagen, der seine Probleme Formeln auswendig zu lernen kaum in Worte fassen kann – so oft bin ich daran verzweifelt. Wenn du 20 verschiedene Formeln vor dir hast, ist es recht wahrscheinlich, dass es fünf Formeln gibt, auf denen alle 20 basieren. Wenn du also verstehst, wie die Formeln zusammenhängen und vielleicht auch noch lernst, wie man Formeln umstellt – dann sparst du dir unglaublich viel Arbeit beim Auswendiglernen.

So wie mit den selbsternannten Corona-Expertinnen, ist es schwer die Zusammenhänge zu verstehen, bzw. zu sehen, was man nicht versteht, wenn man sich nur Einzelfälle herauspickt. Dafür ist es notwendig, oder sagen wir fast unumgänglich, dass du einmal das komplette Thema durcharbeitest und zumindest im Ansatz verstehst. Dabei musst du noch nicht alles zu 100 % verinnerlichen, du kannst auch kleine Lücken lassen und du musst noch nicht viel davon im Kopf abrufbar haben. Es reicht aus um die Anwendungsfälle, auf die du beim Bearbeiten der Übungsaufgaben stößt, einordnen zu können. Du siehst dann, welche auf der gleichen Formel beruhen und verstehst, wie du von der einen Variante für Aufgabe A zur zweiten Variante für Aufgabe E kommst.

Wenn du also zu den Leuten gehörst, die sich beschweren, dass man im Pharmaziestudium so viel auswendig lernen muss – gern geschehen.

Wenn du nun nur noch fünf und nicht mehr 20 Formeln lernen musst, kannst du dir auch die Zeit nehmen, das Ganze wirklich zu verstehen, etwa indem du dir den Prozess, den die Formel beschreibt, bildlich vorstellst. Dann verstehst du auch, warum die einzelnen Größen so zusammenhängen, wie es die Formel beschreibt. Wenn du durch den Prozess verstehst, warum die Formel so sein muss, dann geht das Lernen – übertreiben wir mal ein wenig – fast schon von allein.

Zurück zur Wirkung von Arzneistoffen: Je nachdem, an welchem Punkt im Studium du bereits angekommen bist, wird dir das folgende inhaltlich weniger oder mehr bekannt sein, aber es geht mir wie immer nur um das Prinzip: Arzneistoffe wirken meist an Rezeptoren. Davon gibt es verschiedene Typen, deren Anzahl überschaubar ist. Als ich das erste Mal in einer Vorlesung zu dem Thema saß, kam mir das alles sehr verwirrend vor. Aber vertrau mir, du kommst irgendwann zu dem Punkt, an dem die Rezeptor-Typen wirklich überschaubar sind.

Wenn du jetzt – Phase null und eins überspringend – den Wirkmechanismus für einzelne Arzneistoffe anschaust und vielleicht im Buch Detail-Wissen nachliest, wirst du auf den molekularen Wirkmechanismus und die intrazellulären Kaskaden stoßen; eben auf alles, was innerhalb der Zelle passiert, nachdem der Arzneistoff am Rezeptor angedockt hat. Das ist wirklich eine Menge Stoff. Sich das für jeden Arzneistoff einzeln einprägen zu wollen würde jeden Lernplan zum Explodieren bringen. Wenn du dir aber die Wirkmechanismen der einzelnen Rezeptor-Typen anschaust, kann man ganz viel »clustern«. Also alle Arzneistoffe, die am gleichen der (lass mich mal pauschal sein) zehn Rezeptor-Typen binden, wirken jeweils gleich, lösen also die gleichen Mechanismen in der Zelle aus. Du musst für die Arzneistoffe nur noch lernen, an welcher Zelle sie wirken. Fürs Verständnis, wenn du es noch nicht im Studium hattest: Aufgrund der unterschiedlichen Zellen, an denen die Arzneistoffe wirken, kommt es zu ganz unterschiedlichen Wirkungen, obwohl der Wirkmechanismus in der Zelle jeweils gleich ist. Dann muss man sich den Mechanismus des Rezeptor-Typs nicht als Wirkmechanismus jedes einzelnen Arzneistoffs neu merken. Das gleiche gilt auch wieder innerhalb der Rezeptor-Klassen: Dass sich die Proteinstruktur des Rezeptors ändert, weil ein Arzneistoff am Rezeptor bindet, musst du dir nicht für jeden einzelnen Rezeptor-Typ neu merken, sondern nur einmal.

Auch das soll wieder nur als Beispiel dienen, um zu verdeutlichen, wie du dir durch Verlinkung von kleinen Wissensblöcken unter dem Strich eine Menge Lern-Arbeit sparen kannst.

Du willst also immer schauen, was ist in diesem Bücherregal-Fach anders als in dem Fach daneben und was ist der Unterschied der einzelnen Bücher in diesem Fach. Alles was gleich ist, lernst du nur einmal. Um das zu erkennen, musst du wissen, wie die Lerninhalte strukturiert sind und immer versuchen Themen und Prozesse zu vergleichen. So lernst du die Zusammenhänge, die sich sehr viel besser merken lassen als eine wahllose Aneinanderreihung von Fakten.

Du willst, wenn du ein Thema bearbeitest, wissen: Was ist der wirkliche Kern dieser Thematik? Was trifft hier zu, das bei den Themen »daneben« nicht zutrifft?. So kannst du die einzelnen Themen viel besser auf das wirklich Wesentliche reduzieren und dadurch »greifbarer« machen.

Einmal ganz simpel ausgedrückt – eigentlich suchst du die ganze Zeit nach Gemeinsamkeiten und Unterschieden.

Funfact: Woran erkennst du Leute, die keine Ahnung haben und nur mal oberflächlich drauf geschaut haben? Sie erzählen dir das Allgemeine und meinen, dass es das Spezielle sei.

Erst das Bücherregal, dann die Bücher – was heißt das für die Vorlesung?

Bevor du liest, was im Skript steht, willst du die Struktur der Vorlesung verstehen, quasi die Gliederung. Das machst du am besten, bevor die Vorlesung los geht, zum Beispiel am Abend davor. Rein theoretisch kommt in einem Powerpoint-Vortrag nach der Titel-Folie eine Gliederung. Rein praktisch habe ich das selten wirklich erlebt. Ich habe mich immer gewundert, warum Professorinnen so oft auf die Gliederung verzichten – Ich habe mal einen Professor gefragt. Seine Antwort lautete: »Ich hasse ›Gliederungsfolien‹ auch, mache das nicht und treibe es den Studenten aus, weil es meines Erachtens die Langweiligkeit des Vortrags dramatisch steigert, wenn man vorher genau weiß, was kommt. Eine Vorlesung ist ja ein ›Live-Erlebnis‹, das auch von einer gewissen Spannung lebt (naja, fast immer) und von daher was ganz anderes als ein Buch mit Inhaltsverzeichnis sind.« Das hat ein wenig meine Befürchtung bestätigt: Für sie selbst ist die Struktur des Lernstoffs so offensichtlich, dass sie die Gliederung unnö-

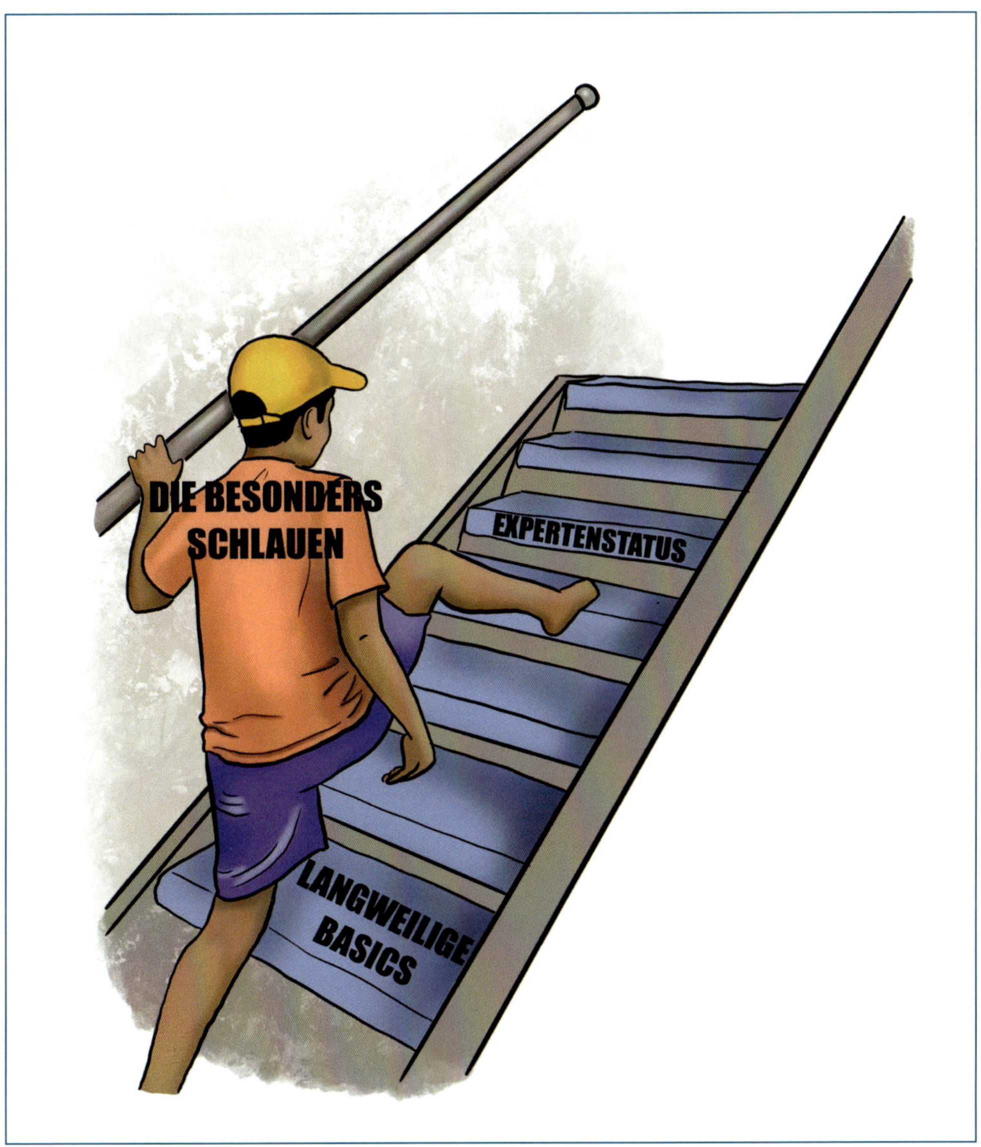

tig finden. Tatsächlich, das ist mir erst danach aufgefallen: Wenn ich als Vortragender versuche einen Vortrag so spannend wie möglich zu gestalten, dann lasse ich die Gliederungsfolie auch weg.

Wenn ich aber versuche als Zuhörender, aus einem Vortrag so viel wie möglich mitzunehmen, dann achte ich immer auf Struktur und Gliederung. Also einigen wir uns darauf, dass wir unseren Professorinnen dankbar dafür sind, dass sie sich Mühe geben, die Vorträge spannend zu gestalten und machen die Gliederung selbst, damit uns das Lernen möglichst leichtfällt.

Manchmal gibt es auch eine Gliederung, aber die passt nicht wirklich zu den Folien. Dafür ist mir dann absolut keine Erklärung eingefallen. Ist ja auch nicht schlimm, das soll hier nicht unser Problem sein.

Wenn du eine Vorlesung vorbereitest – und das solltest du immer tun – solltest Du versuchen zu verstehen, worum es am nächsten Tag gehen wird. Wenn du weißt, dass es morgen um Thema A geht, dabei die Unterthemen 1, 2, 3 und 4 behandelt werden, dann hat das eine ganze Reihe Vorteile:

- Du bist mental darauf vorbereitet was auf dich zukommt. Dein Kopf stellt sich bereits auf die Inhalte ein, die behandelt werden. Vor allem stellst du dir unterbewusst Fragen: Was ist das wichtige in Thema A? Wie unterscheiden sich Unterthemen zwei und drei? Was soll Thema vier bedeuten? Das ist so ähnlich wie beim Aufgaben bearbeiten (siehe Phase drei): Wenn dein Kopf sich Fragen stellt, dann ist der neue Lernstoff wichtig für dich, weil er endlich die Fragen beantwortet, die du dir seit gestern Abend gestellt hat.
- Du kannst auch besser folgen, wenn Professorinnen – und dazu tendieren sie – zwischen Themen hin und her springen, weil du bereits eine grobe Idee der Struktur hast. Warum springen die Professorinnen hin und her? Um die Zusammenhänge zu erklären! Das ist auch eine tolle Sache – solange du folgen kannst. Wenn du die grobe Struktur nicht kennst, verstehst du nicht nur die Zusammenhänge nicht, sondern du bist auch noch verwirrt und verstehst noch weniger von den einzelnen Themen. Weil du die Themen klar trennen kannst, kannst du sie wieder in Verbindung bringen – klingt schon fast ironisch, oder? Aber denk mal darüber nach.
- Du erkennst zum Beispiel, dass es zum Unterthema drei so viele Folien gibt wie zu allen anderen Themen zusammen. Daraus könntest du zum Beispiel ableiten, dass das Thema besonders wichtig ist. Das heißt, während der Vorlesung musst du besonders aufpassen, wenn das Unterthema drei behandelt wird.
- Du weißt außerdem was auf dich zukommt. Wenn es dir doch einmal passiert, dass du nicht während 100 % der Vorlesung zu 100 % konzentriert bist und ich habe gehört, das soll durchaus vorkommen – dann ist es auch eine Motivationshilfe zu sehen, wo im heutigen Stoff man gerade ist. Beispielsweise bist du während Unterthema drei geistig erschöpft, weil das Thema so kompliziert ist. Dann weißt du, dass es okay ist, in das Thema besonders viel mentale Kapazitäten zu investieren, weil es besonders wichtig ist und du weißt auch, dass danach nur noch ein kurzes Thema kommt.
- Last but not least, wenn du besser verstehst, worum es geht – dann macht es dir auch mehr Spaß zu folgen. Nicht vergessen, Spaß ist uns wichtig! ☺

Es ist nicht nur einfacher den Lernstoff aufzunehmen, sondern es fällt einem auch leichter während der Vorlesung am Ball zu bleiben. Sogar zur Vorlesung hingehen ist angenehmer, wenn du weißt was auf dich zu kommt und dich das Thema vielleicht wirklich interessiert. Selten geht man gerne zu einer Vorlesung, die eine komplette Black Box ist. Unterm Strich nimmst du viel mehr aus der Vorlesung mit, wenn du am Abend vorher das Bücherregal aufbaust. Das ist auch noch relativ wenig Zeitaufwand. Für eine normale Vorlesung brauchst du vielleicht 15 min und um eine besonders lange Vorlesung zu gliedern dauert 30 min. Dafür sparst du Stunden beim Nachbearbeiten, weil du schon während der Veranstaltung mehr verstanden hast. Tolles Investment mit toller Rendite. Wenn du Bücherregal aufbauen mit Vorlesung *planen* vergleichen willst, dann sind wir wieder bei – *who fails to plan, plans to fail.*

Es gibt natürlich immer wieder den Fall, dass du versuchst die Vorlesung für den nächsten Tag zu strukturieren und du wirst einfach nicht schlau aus dem Skript. Bevor du an der

Gliederung verzweifelst, versuch es so gut wie möglich zu strukturieren, eine erste Idee von der Struktur reicht aus oder sagen wir, es ist besser als nichts. Ich rate hier davon ab zu over-engineeren und viele Stunden zu verschwenden.

Insbesondere wenn du dir nicht sicher bist, ob du die Struktur richtig verstanden hast, ist es wichtig während der Vorlesung deine Gliederung anpassen zu können. Das Programm OneNote hat für mich dafür mit Abstand am besten funktioniert. Zum einen gibt es unglaublich viel Freiraum für Bearbeitung und Notizen jeglicher Art. Zum anderen ist die Strukturierung der Folien unglaublich einfach, wenn man jede Folie auf eine eigene Notizseite »ausdruckt« (in OneNote). Das coolste ist, dass du auch die Struktur der Vorlesungen prima sortieren und darstellen kannst. Also Vorlesung 1 und 2 als »Grundlagen gruppieren und dann Vorlesung 3, 4 und 5 als Speziellen Teil 1 und Vorlesung 6 und 7 als Speziellen Teil 2. Ich hoffe du kannst mir hier folgen – spiel mal mit OneNote etwas herum, dann verstehst du, was ich meine.

Alternativ kannst du auch einen PDF-Reader verwenden. In den meisten gängigen PDF-Readern kannst du die einzelnen Folien über Lesezeichen gliedern.

Wenn du die Folien immer ausdruckst – damit habe ich ehrlich gesagt keine Erfahrung. Keine Ahnung, wie man das dann gut strukturieren soll. Ich würde fast sagen, dass es nicht geht. Wenn du schon länger mit ausgedruckten Folien arbeitest, kennst du dich besser damit aus als ich. Dir fällt bestimmt ein Weg ein die Vorlesung vorher zu strukturieren. Wenn du aber mit den Möglichkeiten auf dem ausgedruckten Blatt auch unzufrieden bist, kann ich dir OneNote wirklich nur empfehlen.

Hier sind wir wieder bei einem klassischen Pareto-Prinzip: Zur Vorbereitung der Vorlesung sich einen Überblick verschaffen sind 5–10 % des möglichen Inputs mit einem Output von ca. 60 %. Alternativ könntest du 100 % investieren, zum Beispiel. am Abend vor der Vorlesung schonmal die entsprechenden Kapitel im Buch durchlesen oder sogar durcharbeiten – mit einem Outcome von 100 %. 10facher Input und doppelter Output – merkste selber, oder? Ein Zeitaufwand von 15–30 min zum Strukturieren ist realistisch und tatsächlich machbar. Ganz im Unterschied zu mehreren Stunden Buch durcharbeiten, je Vorlesung, jeden Abend. Zudem: Wenn es nicht schon am Anfang des Semesters schief geht, dann hältst du das eh nicht lange durch.

Aber nur mal angenommen, du könntest es schaffen – warum wäre es so unfassbar uneffektiv? Wenn du schon vor der Vorlesung das Buch durcharbeitest, während du noch gar keine Ahnung vom Thema hast und zum Beispiel noch nicht gehört hast, welche Themen die Professorin für besonders wichtig (also prüfungsrelevant) hält, dann ist es besonders schwer zu Priorisieren. Du verbringst dann viel Zeit mit weniger wichtigen Themen und legst keinen Fokus auf die wichtigen – wie auch, du weißt ja gar nicht, was wichtig ist. Ich finde es übrigens immer wieder faszinierend, wie Lehrbücher den trügerischen Eindruck vermitteln können, es sei alles superwichtig.

Der Kommentar meines Lektors dazu war: »Das tun sie, weil die Autorin ja für die ganze Republik schreiben muss und nicht weiß, was an einzelnen Standorten für wichtig gehalten wird ...« – wir sehen also, keine meint es böse mit uns, wir müssen nur das Beste daraus machen. ☺

Darüber hinaus gibt es einzelne Punkte, insbesondere am Anfang einer Vorlesung, die sind recht trivial: Die hörst du einmal und hast sie quasi verstanden. Ich sage nicht, dass du sie gleich im Kopf hast und nie wieder lernen musst, aber darum geht es hier auch nicht. Im Buch einen Punkt durcharbeiten dauert immer länger als ihn in einer Lehrveranstaltung erklärt zu bekommen. Also vor allem: hingehen! Manchmal reicht es natürlich nicht aus, etwas einmal gehört zu haben, dann go for it – Zeit zum Ausarbeiten. Aber die Dinge, die schnell erklärt und grob verstanden sind, die auszuarbeiten ist Zeitverschwendung, oder in Relationen ausgedrückt: es gibt Tätigkeiten, die mehr zu deinem Lernerfolg beitragen. Wenn du das Kapitel nun durcharbeitest, bevor du in der Vorlesung warst, dann musst du auch die trivialen Punkte durcharbeiten – das ist ein weiterer Punkt, warum das Kapitel durcharbeiten vor der Vorlesung länger dauert als nach der Vorlesung. Ein zweiter Punkt: die schwierigen Sachverhalte kannst du schneller beim Durcharbeiten verstehen, wenn du Sie schon einmal in der Vorlesung gehört hast.

Lange Rede kurzer Sinn: Lass vor der Vorlesung die Finger weg vom Buch. Bücher sind großartig, aber nicht am Anfang!

Kommen wir zu der Ausnahme: Das Inhaltsverzeichnis. Es gibt einen guten Grund, warum das Inhaltsverzeichnis am Anfang eines Buches steht. Schon in Phase null, das heißt vor Vorlesungsbeginn bzw. bei der Vorbereitung der ersten Vorlesungen in einem Fach, haben wir zum Inhaltsverzeichnis der Bücher gegriffen. Die Struktur des Fachs zu verstehen, hilft dir die einzelne Vorlesung in das Fach einzusortieren und dadurch auch die Struktur innerhalb der einzelnen Vorlesung im Kontext zu verstehen.

Auch die Zusammenfassung am Ende eines Kapitels, falls vorhanden, hilft zu erkennen, was die wichtigsten Punkte des Kapitels sind. Auch hier darfst du schon vor der Vorlesung bzw. zu Beginn deiner Ausarbeitungsphase reinschauen. Um ehrlich zu sein, weiß ich nicht, warum Zusammenfassungen so häufig am Ende von Kapiteln und nicht am Anfang stehen. Aber das soll nicht dein Problem sein.

Und hier haben wir es wieder – am Ende eine Zusammenfassung (sorry dafür!):

Die drei wichtigsten Tools zur Vorbereitung eines Themas und um die Struktur zu verstehen, bevor man es in der Tiefe bearbeitet sind die Gliederung der Vorlesung, das Inhaltsverzeichnis des entsprechenden Buches und die Zusammenfassung des jeweiligen Kapitels im Buch.

Nach der Vorlesung, entweder direkt danach oder wenn die Prüfung näher rückt, geht es an das Ausarbeiten. Auch hier gilt, erst das Bücherregal, dann die Bücher – vom Allgemeinen ins Detail. Um das große Ganze besser zu verstehen, willst du einmal so schnell wie möglich mit allem durchkommen. Damit du im Nachgang, während du dich wieder mit Thema 1 beschäftigst, die Erkenntnisse aus Thema 7 im Hinterkopf hast. Du erinnerst dich? Die Dinge im Kontext verstehen und einordnen können.

Deshalb rate ich dir auch zu dem Zeitpunkt *noch* davon ab, direkt das komplette Buch durchzuarbeiten. Nur wenn du einen Punkt wirklich nicht verstehst und er dir wichtig vorkommt, dann kannst du im Buch nachlesen und ein wenig mehr Zeit damit verbringen. Das ist tatsächlich sinnvoll und empfehlenswert. Zunächst würde ich aber versuchen, nicht über die Vorlesung hinaus zu gehen. Immer das Pareto-Prinzip im Hinterkopf behalten! Wenn dir beim Vorlesung durcharbeiten ein Thema sehr unwichtig vorkommt, dann ist es auch nicht schlimm, erst einmal eine Lücke zu lassen. Wenn du später merkst, dass es doch wichtig für dich ist, füllst du die Lücke. Auch das macht sich am Computer natürlich sehr viel einfacher, weil du später endlos viele Informationen einfügen kannst. Es wird auch Lücken geben, die du niemals füllen wirst, naja, dann waren sie einfach nicht wichtig genug. Weniger Zeit mit unwichtigen Themen verschwendet – prima!

Mit der Zeit tauchst du immer tiefer und tiefer in die Thematik ein, verstehst Zusammenhänge besser und kannst einschätzen, was wofür wichtig ist. Deshalb empfehle ich dir, beim ersten Mal nicht zu viel Zeit mit einem Thema zu verbringen, sondern lieber schneller durch zu sein und dich später erneut damit zu beschäftigen. Insbesondere unser Hauptstudium ist glücklicherweise genau so aufgebaut. Du gehst immer und immer wieder über alle Indikationsgebiete drüber, immer wieder mit einem anderen Fokus: Einmal setzt du die Pharmakologie-Brille auf, dann die MedChem-Brille und letztendlich die KliPha-Brille. Die Reihenfolge der Fächer variiert natürlich an den Studienorten, aber das soll uns nicht stören.

Wenn du schon einiges weißt, vor allem, was wichtig und was unwichtig ist, dann kannst du anfangen im Buch zu lesen, um dein Wissen weiter zu vertiefen oder einfach zu wiederholen. Du liest die Sachverhalte noch einmal anders ausgedrückt und schaust noch einmal aus einem etwas anderen Blickwinkel auf den Stoff. Wenn du dann noch Fakten findest, die du noch nicht kannst oder noch gar nicht kennst, sie aber interessant findest – dann go for it und mach dir noch ein paar Notizen. Jetzt hast du die Zeit für sowas. An dem Punkt bist du auch ausreichend schnell im Buch unterwegs, weil nicht alles neu für dich ist. Und wenn etwas neu ist, du es aber vorher noch nie gehört hast, kannst du dir vielleicht auch denken, dass es nicht unbedingt der wichtigste Fakt ist.

Es gibt wirklich wenige Fälle, in denen ich dir empfehle, sofort das ganze Buch durchzuarbeiten. Das ist dann der Fall, wenn das Buch praktisch die Vorlage der universitären Lehrveranstaltung bildet und bekannt ist, dass überwiegend Inhalte aus eben diesem Buch abgefragt werden.

Noch ein Tipp: Wenn dir jemand sagt, dass man alles aus dem Buch für die Prüfung wissen muss, hinterfrag das lieber einmal mehr. Es kann durchaus sein – und das kommt sehr oft vor – dass diese Person das Falsche gelernt hat, etwas anderes drankam und sie deshalb denkt, man muss alles lernen. Und selbst, wenn du wirklich das »gesamte« Buch zum Abtestat können musst, dann ist es oft trotzdem besser mit weniger tiefgründigeren Quellen, wie einem Skript oder sogar einer Zusammenfassung zumindest zu beginnen.

Wann solltest du dennoch mit Details anfangen?

Einfach gesagt – wenn du das Allgemeine schon kannst. Du merkst schon, dass die Reihenfolge (vom Allgemeinen ins Detail) vor allem dann wichtig ist, wenn das Thema bzw. das Fach komplett neu für dich ist. Ich habe in der Phase null einen »Fall zwei« erwähnt, in dem es darum geht, vorherige Fächer zu verknüpfen und alles auf einmal im Kopf zu haben. In diesem Fall hast du das meiste zumindest schon einmal grob gehört. Hier ist die Phase null wichtig, um dir nochmal einen Überblick zu verschaffen und dann springst du direkt in Phase drei zum Anwenden. Alles was du noch nicht kannst, lernst du beim Anwenden (Phase drei) oder beim Lücken füllen (Phase vier).

Warum solltest du hier nicht mit Ausarbeiten anfangen? – weil du das meiste schon ausgearbeitet hast. Das was du noch nicht ausgearbeitet hast, ist meistens auch weniger wichtig. Immerhin hast du ja alle Testate bis hier hin bestanden.

Warum willst du hier nicht erstmal deine Ausarbeitung wiederholen? – weil du das meiste schon wiederholt hast. Irgendwo versteckt, in den hinteren Ecken deines Gehirns, ist das Wissen schon da.

In der Realität ist es doch auch so, dass bei so absurd großen Lernstoffmengen, die beim Fall zwei notwendig sind, es einfach zeitlich gar nicht möglich ist *alles* noch einmal zu wiederholen. Da sind wir wieder bei dem Pareto Prinzip, wenn du keine Ressourcen hast um 100 % Input zu geben, dann ist es wichtig, die richtigen 20 % zu finden – und das geht in unserem Falle nun mal am besten durch Altklausuren bzw. anwenden.

4. Das machen, was weh tut

Wenn wir die *Dinge falsch machen*, das heißt schlechte Ausführung, zum Beispiel zu spät mit dem Lernen anfangen; zu viel am Handy sitzen; zu langsam lernen; morgens zu lange im Bett bleiben; etc. Dann ist uns das meistens ziemlich bewusst – spätestens deine Kommilitonen werden dich darauf aufmerksam machen: »Warum du denn so faul geworden bist?«. Dazu hat man schließlich gute Freunde.

Wenn wir aber *die falschen Dinge* tun, dann fällt das oft nicht auf. Das Ergebnis ist dann: »Ich habe drei Wochen, jeden Tag von früh um 8 bis abends um 10 gelernt (schau mal, wie krass ich bin, dass ich so lange in der Bibliothek bleibe) und ich habe trotzdem nicht bestanden. Ich glaube die Prüfung war nur dafür da, um auszusieben. Es gab auch eh viel weniger Praktikumsplätze als Studenten.«

Naja, wenn du ehrlich bist, weißt du ganz genau, dass das nicht der Grund war. Es gab ja andere, die es geschafft haben. Und komm mir jetzt nicht mit: »Denen fällt es eben leichter.« Ich sage nicht, dass es unbedingt falsch ist. Es kann sein, dass du recht hast, aber das ist mir egal. Was für mich zählt ist nur, dass dieser Ansatz nicht praktikabel ist. Also, genug mit den unkonstruktiven Ausreden.

Siehst du, du kannst die Dinge, die du zur Prüfungsvorbereitung tust, auf zwei verschiedenen Wegen bewerten: Wie gut machst du das? Und – an dieser Stelle viel wichtiger: Wie gut ist das, was du machst?

Lass uns die unterschiedlichen Lern-Aktivitäten nach Effektivität einteilen: Also wie sehr bringen sie dich deinem Ziel, die Prüfung zu bestehen, näher?

Kategorie 1	Warum machen wir das?
• Noch ein Kapitel mehr ausarbeiten • Noch ein Buch lesen • Noch ein Skript zusammenfassen • Eine neue Übersicht erstellen, die noch schöner und vollständiger ist als die alte • Noch ein Thema durchsprechen und dabei jedes Detail betrachten	Um auf Nummer sicher zu gehen, nichts auszulassen. Zum einen für das Gefühl von Sicherheit: die Ausarbeitung kann dir niemand wegnehmen. Wenn du etwas versuchst im Kopf abzuspeichern, kannst du es dagegen schnell vergessen. Zum anderen für das Gefühl voran zu kommen, weil du dann noch ein Thema abhaken kannst.
Kategorie 2	**Warum machen wir das nicht?**
• Wiederholen und festigen, was du schon ausgearbeitet hast • Was ist relevant? Alles andere außen vorlassen • Weitere Details ignorieren • Dich abfragen, was du jetzt schon weißt • Übungsaufgaben bearbeiten, bei denen du am Anfang keine Ahnung hast • Was sind Key-points und Key-Unterschiede der Themen? und Radikal darauf reduzieren	Zum einen hast du das Gefühl auf der Stelle zu bleiben, weil du in den Lernthemen nicht vorwärtskommst. Du wiederholst quasi »nur« ein Thema, das du schonmal bearbeitet hast. Wenn du Angst hast, zu versagen, vielleicht nicht alles zu schaffen, keinen guten, priorisierten Lernplan hast – dann ist das Gefühl nicht vorwärts zu kommen, naja, besonders beängstigend! Zum anderen merkst du, was du alles nicht weißt, von den Themen, die du eigentlich schon bearbeitet hast – und das kann sich ganz schön blöd anfühlen. Wissen abrufen ist noch dazu ganz schön anstrengend. Außerdem ist es durchaus risky Punkte auszulassen – traust du dich das?

Es gibt Dinge, die sich besser anfühlen und Dinge, die dich vor allem besser machen. Typischerweise sind das selten dieselben Aktivitäten. Und das ist das Problem. (Die Betonung liegt auf »vor allem«, denn natürlich ist das nicht absolut.)

Erinnerst du dich noch daran, dass ich mal erzählt habe, dass du am meisten lernst, wenn du die Dinge tust, die besonders unangenehm und herausfordernd sind? Deshalb solltest du nach Aufgaben Ausschau halten, die dir weh tun.

Und nein, ich sage *nicht*, dass *immer*, wenn du etwas nicht tust, du dich dagegen entscheidest, weil es unangenehm ist. Es gibt durchaus Dinge, die du auch aus anderen Gründen nicht tun solltest. Nicht von der Brücke Springen hat zum Beispiel ganz eigene Beweggründe. Ganz vorne mit dabei: du könntest es nur einmal tun. In diesem Fall ist tatsächlich der bequeme Weg (nicht von der Brücke springen) der Empfehlenswerte, aber das ist nur eine Ausnahme.

Was ich eigentlich sagen möchte ist, dass wenn dir etwas den größeren Nutzen bringen würde, aber du es nicht tust, weil es weh tut, mach es! Kennst du diese tiefgründigen Instagram-Sprüche? »Hinter deiner größten Angst verbirgt sich dein größter Erfolg.«

Ich sage nicht, dass Ausarbeiten nicht wichtig ist. Ich sage nur, dass ich noch nie jemanden getroffen habe, der durch eine Prüfung gefallen ist, weil er zu wenig ausgearbeitet hat.

Denk mal an das Paradebeispiel des ehrgeizigen fleißigen Studenten mit den wunderschönen Ausarbeitungen – diese wunderschönen Ausarbeitungen brauchen natürlich ihre Zeit. Es ist absolut falsch (!) zu sagen, dass das gar nichts bringt. Aber wovon ich überzeugt bin, ist,

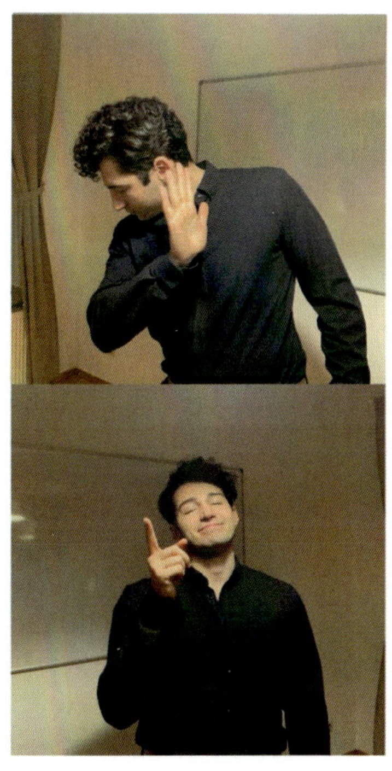

dass es Dinge gibt, die effektiver beim Lernen sind, als die schönste Ausarbeitung zu haben. Zum Beispiel die übersichtlichste Ausarbeitung ... Überlegen wir einmal, wer sehr lange ausarbeitet? – Ohne jemandem zu nahe treten zu wollen: oft sind es Studenten, die vielleicht ambitioniert sind, aber vor allem Angst davor haben, dass es nicht klappt. Vielleicht haben sie auch schon oft die Erfahrung gemacht, dass nicht geklappt hat, was sie gemacht haben. Die Angst verstärkt das Verlangen auf Nummer sicher gehen zu wollen: lieber noch länger an der Ausarbeitung sitzen, ja keine Lücke lassen – lieber in der sicheren *Comfortzone* bleiben, als hinaus in die ungewisse *Übungsphase* zu gehen – die weh tut.

Hier meine Theorie: *Ausarbeiten tut nicht weh.* Du kannst beim Ausarbeiten kein schlechtes Feedback bekommen. Deine Ausarbeitung kannst du nicht vergessen. Sie sieht gut aus, niemand kann sie dir wegnehmen und es fühlt sich gut an, das große Dokument oder den Papier-Stapel zu sehen, den du »erschaffen« hast. Im Gegensatz zu den Übungsaufgaben gibt es hier quasi kein falsch, du merkst nur, dass du vorwärtskommst, wie langsam auch immer. Am Abend hast du dann in der Hand, was du ausgearbeitet hast – großartig. Es gibt nur einen negativen Moment beim Ausarbeiten und auch vor dem versuchst du dich zu drücken: Wenn du dir einen Lernplan gemacht hast und zu langsam bist, kannst du auch beim Ausarbeiten versagen. Jetzt wissen wir auch, warum so wenige Studenten einen Lernplan machen. Kennst du den Satz: »Ja, natürlich habe ich einen Lernplan, aber ich habe ihn nicht aufgeschrieben. Ich habe ihn im Kopf.« Du erinnerst dich bestimmt daran, dass wir darüber gesprochen haben, dass wir unsere Ziele gerne klein und vor allem fussy halten? Dann erinnerst du dich auch, wie wir damit umgehen wollen, oder? ☺ (Siehe das Kapitel »Viel hilft viel«).

Die *Übungsphase* dagegen *tut immer weh*. Beim Wiederholen bzw. Wissen abfragen merken wir zwar, dass wir ein bisschen was schon können, aber wir merken vor allem, was wir alles nicht können. Es ist unglaublich hilfreich zu wissen, was man noch nicht weiß. Aber, wenn man sehr viel noch nicht weiß, dann ist das unangenehm. Und insbesondere am Anfang ist es ganz klar, dass wir weniger können, als wir nicht können. Wir haben nicht nur Angst davor, falsch zu liegen, sondern viel mehr wissen wir, und es ist Realität, dass, wenn wir anfangen zu üben, wir ständig falsch liegen.

Jetzt denkst du dir: Es ist ja nur eine Übung, dabei kann nichts passieren. Das ist auch absolut richtig – eigentlich. Aber wie sieht es uneigentlich aus? Was geht beim Üben in deinem Kopf vor? Wie fühlt es sich an, wenn du falsch liegst, auch wenn es nur eine Übung ist? Du weißt nicht genug. Zu wenig wissen ist nicht gut. Was heißt es, wenn du übst und merkst, dass du noch nichts kannst? Naja, wenn du in der Prüfung immer noch nichts kannst – dann fällst du durch. Der Gedanke tut schon weh, oder?

Du kannst dir einreden: »Das ist nicht schlimm, weil es nur zur Übung ist!« – und das solltest du auch! Ich will nur sagen, dass das nicht so einfach ist, verständlicherweise. Was wir dagegen machen können? Naja, viel mehr als den Schmerz ignorieren und es trotzdem oder gerade deshalb machen, bleibt uns nicht übrig. Sorry ☹ einen besseren Lösungsansatz habe ich nicht. Also doch eigentlich schon, das haben wir im ersten Teil besprochen. Oder anders gesagt, im ersten Teil haben wir uns darauf vorbereitet, beim Lernen die unangenehmen Dinge in Angriff nehmen zu können.

Das meiste lernst du in der Anwendung. Wenn du aber Angst davor hast in der Anwendung Fehler zu machen, weil du nicht gut genug für die Anwendung vorbereitet bist, lernst du nicht genug, um für die eigentliche Aufgabe vorbereitet zu sein, weil du nicht in die Anwendung übergehst. Aus Angst davor nicht gut genug vorbereitet zu sein, bist du nicht gut genug vorbereitet. Witzig, oder?

Was ich mit all dem eigentlich nur sagen möchte: Wechsel so schnell wie möglich von Phase eins in Phase zwei und dann von Phase zwei in Phase drei, das alles was wir oben auch schon besprochen haben. Um erneut auf den ersten Teil hinzuweisen: Erinnerst du dich an den Satz: »*The fool is the precurser to the savior.*« Also, los geht's – trau dich zu üben. Be willing to be the fool!

Und jetzt kommt von dir: Ja, alles schön und gut, aber ich kann eben besser so lernen, wie ich es immer getan habe. Ich bin eben ein anderer Lerntyp als du.

Lass uns kurz Lerntypen und Gewohnheiten unterscheiden: Ich sage nicht, dass es gar keine Unterschiede zwischen dir und mir geben würde, das wäre selbst für mich ganz schön ignorant. Was ich nur sagen möchte ist: Man muss Fähigkeiten eben trainieren. Wenn du dir denkst »Ja, aber ich kann am besten so lernen, wie ich es schon immer gemacht habe.« – Gegenfrage: Wie viele Stunden hast du in den letzten Jahren so gelernt und dich selbst dabei auf genau diese Methodik trainiert?

Wenn ich seit einem Jahr einer gewissen Lernmethodik folge, habe ich bereits ein Jahr mehr Erfahrung als mit etwas, das ich neu ausprobiere. Deshalb kann es tatsächlich gefährlich sein, etwas Neues auszuprobieren. Man kann erstmal schlechter werden. Aber wie hoch, denkst du, ist die Wahrscheinlichkeit, dass die Methode, die du (seien wir mal ehrlich) relativ zufällig ausgewählt hast, die optimale Methode für dich und die Prüfung ist? Vielleicht ist es das wert, das Risiko einzugehen und etwas Neues auszuprobieren.

Jetzt haben wir über Effektivität und Ziel erreichen geredet. Erinnerst du dich an das Pareto-Prinzip und an die kleine Haushaltsstunde? Und daran, dass du wissen musst, was dein Ziel ist, um die Effektivität einer Tätigkeit zu bewerten beziehungsweise um zu sagen, wie sehr sie dich deinem Ziel näherbringt? Vielleicht ist es dir schon aufgefallen, aber im zweiten Teil des Buches habe ich der Machbarkeit halber pauschaliert. Ich bin einfach so davon ausgegangen, dass es dein Ziel ist, die Prüfung zu bestehen – so gut wie möglich. Well, in den meisten Prüfungen im Pharmaziestudium (mal ausgenommen den Examen) ist »so gut wie möglich« sehr begrenzt, weil mehr als einen Zettel, auf dem steht, dass du bestanden hast, bekommst du nicht. Da kannst du noch so gut sein. Mehr ist einfach nicht drin.

Vielleicht hast du dich beim Lesen bereits an meiner Pauschalisierung gestört, weil du einer der Leute bist, die sagen: »Ich will aber später in dem Gebiet tätig sein.« oder: »Ich finde das Thema super spannend und möchte aus persönlichem Interesse mehr darüber wissen, als nur das, was man zum Bestehen braucht.« – Well, more power to you! Es ist durchaus eine schöne Sache, aus persönlichem Interesse für das eine oder andere Fach viel Zeit auf nicht-prüfungsrelevante Themen zu verwenden. Lass es dir von jemandem gesagt sein, der sich lange Zeit keinen Artikel zum Thema Digitalisierung in der Apotheke hat entgehen lassen. *Aber* – verzeih mir, dass ich mich ausnahmsweise provokant aus dem Fenster lehne: Mach das doch nach der Prüfung.

Simpler Beweggrund: Wenn am Ende alles nicht so klappt, wie du es geplant hast und du doch keine Zeit hast, das Extra-Wissen zu lernen... Naja, so wirklich passiert dann nichts. Wenn du aber erst deinen Interessen gefolgt bist und dann nicht mehr schaffst, dass Prüfungsrelevante zu lernen, dann weißt du in der Prüfung alles, nur nicht das, was drankommt. Und anstatt nach der bestandenen Prüfung dich in deine Lieblingsthemen stürzen zu können, musst du für die Wiederholungsprüfung lernen.

Lass mich noch eine Story erzählen: Ich weiß noch, als ich nur zwei Nächte vor meiner MedChem-Prüfung (zweites Examen) viel zu lange YouTube-Videos von Nobelpreisträgern zu der CAR-T-Zell-Technologie (Immunonkologie) geschaut habe und mir dachte: ›Wow, das ist so super spannend! Das könnte ich mir echt ohne Ende anschauen.« Ich fand es schade, dass ich andere MedChem Themen lernen musste und deshalb weniger zu dem großartigem Thema Immunonkologie lernen konnte. »Wenn ich nur mehr Zeit dafür hätte, bla, bla, bla.« Aber dann: Einen Tag nach der Prüfung hat mir YouTube wieder ein solches Video vorgeschlagen und ich hätte nicht uninteressierter drüber scrollen können. ☺ Weil ich mir vor mir selbst dumm vorkam, und mir einreden wollte, dass ich das Thema eigentlich wirklich super spannend finde, habe ich es dann doch geschaut. Aber von »ich kann nicht genug davon bekommen« war ich weit entfernt.

Das mit bis nach der Prüfung warten, ist, wie du siehst auch ein guter Trick, um zu sehen, ob du das Thema wirklich so cool findest. *Lange Rede kurzer Sinn: Unser Ziel ist es jetzt in Prüfungen richtig gut zu sein und dafür so effektiv wie möglich zu lernen.*

Machen wir gleich mit der nächsten Story weiter: Als ich für das Ravati-Seminar in Vorbereitung auf das zweite Examen ein paar Tage in Marburg verbracht habe, war ich schon so weit, um zu wissen, was die wichtigen Aktivitäten beim Lernen sind, und mein Lernplan war schon fast fertig, natürlich auch schriftlich festgehalten: Ich wollte mich gleich nach den Seminaren, die für mich die beste Variante der Phase zwei darstellen, in die Aufgaben stürzen (Phase drei), um gleich zu sehen was oft gefragt wird und wie die verschiedenen Prüfer fragen. Das meiste hatte ich ja schon einmal gehört. Naja, wäre ich bei allen Vorlesungen gewesen, hätte ich theoretisch alles schon einmal gehört. Aber wem machen wir hier was vor. Übrigens, für den Fall, dass du dich fragst, wie du mit Üben anfangen kannst, wenn du deinen Prüfer noch gar nicht kennst. Ganz simpel: Du schaust, für welchen Prüfer vorbereitet zu sein dir am meisten für die alternativen Prüfer bringen würde. Meistens ist es einfach der Prüfer, der am meisten verlangt bzw. am schwierigsten ist. Was ich sagen möchte ist, dass mir absolut klar war, dass jetzt noch mehr Stoff ausarbeiten Bullshit sein würde. Es gab eine Menge relevanten, bereits ausgearbeiteten Lernstoff, der noch nicht in meinem Kopf war und geübt werden musste. #priorities

Und dann wurde aufgrund technischer Störungen der Seminarplan kurzfristig geändert und ich hatte zwei »freie« Tage in Marburg. Relativ kurz vor dem Examen stand es natürlich fest, die zwei Tage in der Bibliothek zu verbringen. Aber was mache ich jetzt mit zwei zwischengeschobenen Tagen? Das Bücherregal für die MedChem-Aufgaben war noch nicht da, weil ich dazu zunächst die Pharmako/MedChem-Seminar-Tage (Phase zwei) hören wollte. Wenn du dich jetzt fragst, warum ich auf einmal eine Phase zwei brauche und nicht schon vor dem Seminar mit Üben angefangen habe – kurzer Ausschnitt aus meinem Lebenslauf als Rand-Info: Ich hatte für ein Jahr mein Studium unterbrochen, weil ich die »Start-up-Welt« und Digitalisierung kennen lernen wollte. Ich hatte während dessen in einem Startup-Inkubator gearbeitet und parallel bei Pharma4u den MediCheck unterstützt. War eine wirklich tolle Sache, aber nach dem Jahr hatte ich fast keine Ahnung mehr von Wirkstoffen. Danach hatte ich nur noch das letzte Semester vor mir, das bei uns in Halle quasi aus 100 % Technologie bestand und dann kam das Examen. Mein Kopf war also noch voll mit Techno – damit wollte ich erst ganz kurz vor der Examensprüfung weiter machen. Jetzt wollte ich in den zwei Tagen irgendwie den Pharmako/MedChem-Komplex voranbringen – so effektiv wie möglich. Ich habe mich dann dazu entschieden meine Phase null auszubauen und angefangen die Gliederungen der MedChem-Skripte für die kommenden Tage zu »bearbeiten« – sehr zielführende Tätigkeit – und dann, ich weiß nicht mehr genau wie, bin ich auf Tyrosin-Kinasen und dort wirkende Medikamente gestoßen, die vor allem in der Tumor-Therapie eingesetzt werden. Sehr kleines, relativ unwichtiges Thema, dass ich allerdings noch nie ausgearbeitet hatte, und dann habe ich kurzerhand angefangen die Vorlesungen dazu durchzuarbeiten: »das wollte ich ja schon lange mal machen.« Sehr wenig zielführende Tätigkeit, denn der Grund, warum ich das Thema immer ausgelassen hatte war, dass es nie drankam, oder korrekter ausgedrückt, dass es weniger relevant war als die anderen Themen.

Ich war geschockt von mir selbst: Ich war von meinem Weg abgekommen. ☹

Zum Glück waren keine zwei Stunden vergangen, bevor ich meinen fatalen Fehler bemerkt hatte und ich habe mich wieder den zielführenderen Aufgaben gewidmet. Gerne tendiert man auch dazu im Fall zwei (Prüfung über Fachgebiete, die man schonmal hatte) die alten Ausarbeitungen zu nehmen und doch wieder mit Phase eins anzufangen: Endlich die Kapitel auszuarbeiten, die man sonst aus Zeitgründen ausgelassen hat. Folgendes Problem: Meist gab es einen guten Grund, dass man genau diese Themen ausgelassen hat.

Als ich dann am Abend länger spazieren war, mir Marburg angeschaut und den Tag reflektiert habe, habe ich, ich will nicht sagen den einzigen, aber einen sehr wichtigen Grund gefunden, warum wir gerne Lücken füllen: *»Gewinner spielen um zu Gewinnen und Verlierer spielen, um nicht zu verlieren.«* Wenn du Angst davor hast zu verlieren, dann versuchst du unbedingt auf jede unerwartete Frage vorbereitet zu sein. Aus Angst versuchst du 100 % zu erreichen, auch, wenn eigentlich klar ist, dass du 100 % gar nicht erreichen kannst. Du schaust nicht mehr rational: Welche Themen die wichtigsten sind und konzentrierst dich nicht auf die richtigen 20 % (siehe Pareto-Prinzip), sondern von deinen Emotionen getrieben verfängst du dich in kleinen Unwichtigkeiten. Ich habe ja nie gesagt, dass du die unwichtigen Themen nicht lernen sollst, ich habe immer nur gesagt, du sollst sie *nach* den Wichtigeren lernen. Dafür brauchst du aber einen klaren Kopf, weil jedes Mal, wenn du ein weniger wichtiges Thema überblätterst, um dich zunächst wichtigeren Themen zu widmen, kommt dir der grundsätzlich durchaus gerechtfertigte Gedanke: »Was ist, wenn es doch drankommt?«

Es ist unglaublich schwer in diesem Moment, trotzdem dem Plan zu folgen, das verstehe ich. Aber hier ist der Punkt: Wenn du gewinnen willst und Gewinnen in einer mündlichen Prüfung ist, du erzählst Sachen, bei denen der Prüfer denkt: »Wow, krasser Typ!«. Wenn du gewinnen willst, dann musst du in einigen Themen richtig gut werden. Wenn du nur nicht verlieren willst, dann willst du überall ein bisschen etwas wissen. Zugegeben, du musst – gerade in einer mündlichen Prüfung – überall ein bisschen was wissen (siehe Fallschirme im nächsten Kapitel), aber: Wenn du gewinnen willst, baust du dir Blockbuster-Themen, mit denen Du eine richtig gute Show liefern kannst. Ich sage nicht, dass der Plan wasserdicht ist. Natürlich kann es schief gehen. Aber hier ist das Ding – es kann immer schief gehen, egal, was du machst. Es geht nur darum die Wahrscheinlichkeit, dass es schief geht, zu minimieren.

Zum Glück hast du im ersten Teil verstanden, dass die Möglichkeit, dass es schief geht, die Welt nicht zum Untergehen bringt. *Du brauchst das Mindset, dass verlieren okay ist, um gewinnen zu können.*

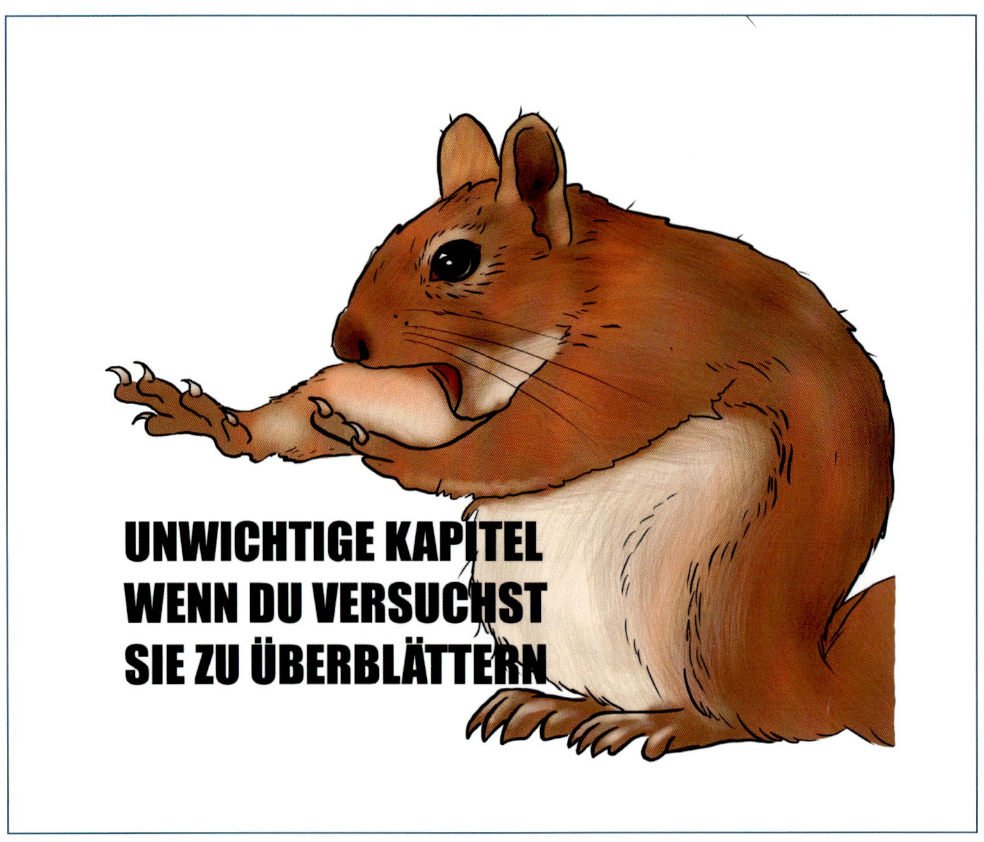

Das auf Gewinnen fokussieren, klingt jetzt so machohaft, aber eigentlich ist es nichts anderes, als sich auf das Ziel zu fokussieren, anstatt darüber nachzudenken, was schief gehen kann. Das mit »Willing to be a fool (...)« könnte ich hier auch nochmal von vorn erklären, aber du weißt worauf ich hinaus möchte, oder?

Außerdem zeigt die Erfahrung, und das ist der Clou: Umso eher du dich auf die wichtigen Themen, die Szenarien, in denen du gewinnen kannst, konzentrierst, desto eher bist du in denen so gut, dass du dich auch um die weniger wichtigen Themen kümmern kannst.

Warum die wichtigen Themen die Szenarien sind, in denen du gewinnen kannst? Es sind diejenigen, die so oft drankommen, dass es nicht unvernünftig ist, so viel Zeit mit einem Thema zu verbringen, wie dafür benötigt wird.

Und das gleiche Prinzip ist es mit dem »den Lernstoff in den Kopf bekommen«: mal provokant ausgedrückt – Verlierer haben mehr Angst davor, Wissen, dass sie lernen, zu vergessen, als dass Sie in der Prüfung gewinnen – das Wissen im Kopf haben – wollen. Wie ich schon gesagt habe, das Gefühl von verlieren, gibt es beim Ausarbeiten quasi nicht. Zumindest solange nicht, bis du kurz vor der Prüfung immer noch quasi nichts im Kopf hast. Das ist nur noch eine neue Art und Weise, um dir zu sagen: *Fang so zeitig wie möglich im Lernprozess mit Üben an!*

5. Prüfungen: Schriftlich vs. mündlich

Jetzt haben wir so viel über die Prüfungsvorbereitung geredet – es wird Zeit ein paar Worte zur Prüfung zu verlieren. Wir müssen hier zunächst unterscheiden zwischen den schriftlichen Prüfungen, den mündlichen Prüfungen (inkl. zweites Examen) und dem ersten Examen. Es ist eigentlich ganz einfach:

- Schriftliche Prüfung: Mut zur Lücke.
- Mündliche Prüfung: Wow-Effekte und Fallschirm-Frameworks (inkl. zweites Examen).
- Erstes Examen: Klicken, Klicken, Klicken.

Mut zur Lücke

Der größte Vorteil in den schriftlichen Prüfungen gegenüber mündlichen ist, dass du eine Aufgabe, die dir sehr schwerfällt, erst einmal überspringen kannst, ohne dass man es dir übelnimmt bzw. ohne, dass es die nächste Aufgabe beeinflusst. Ich rate dir davon ab, das in der mündlichen Prüfung auszuprobieren: »Das Thema kommt so selten dran, das habe ich ausgelassen. Stellen Sie mir gerne die Fragen zum nächsten Thema.« Oder noch besser: »Ja, in dem Thema fühle ich mich nicht so sicher, lassen sie uns doch am Ende über das Thema sprechen und jetzt mit einem anderen Thema weitermachen.« Wenn du es doch ausprobierst – melde dich unbedingt bei mir! Mich würde wahnsinnig interessieren, wie sehr das Gesicht der Prüferin dabei entgleist.

Du kannst dich in schriftlichen Prüfungen ganz besonders auf die Fakten konzentrieren, die besonders viele Punkte bringen. Und Themen, die kaum Punkte bringen, kannst du hier getrost weglassen. Okay, bevor du mich falsch verstehst: Mit weglassen, meine ich *zunächst* weglassen – die alte Leier: priorisiere die Themen, die dich deinem Ziel, die Prüfung zu bestehen, näherbringen, und lerne danach die Themen, die weniger gewinnbringend sind. Wenn in einer Frage doch mal etwas abgefragt wird, von dem du keine Ahnung hast, lässt du es halt weg oder leierst dir irgendwas aus den Fingern und rätst. Wenn du kompletten Bullshit in einer Aufgabe schreibst, beeinflusst das nicht die nächste Frage. Also ist alles gut. Wie sagt man so schön? – »Mut zur Lücke.«

Du kannst hier besonders radikal priorisieren: Was ist prüfungsrelevant – typischerweise haben die Prüferinnen relativ enge Themenbereiche, die sie abfragen und diese fragen sie immer ab. Was auch durchaus nachvollziehbar ist: Wenn ich als Prüferin letztes Jahr der Meinung war, dass bestimmte Themen besonders wichtig sind und ich damit besonders gut dein pharmazeutisches Verständnis testen kann, was soll sich innerhalb der letzten zwölf Monate verändert haben? Außerdem, wenn wir ehrlich sind, haben die Prüferinnen oft auch einfach Besseres zu tun, als sich jedes Jahr komplett neue Aufgaben auszudenken. Ist auch irgendwie verständlich. Es gibt aber auch diverse Ausnahmen: Wenn eine Studentin einen Fehler macht und es öffentlich wird, dass die Aufgaben geleakt wurden oder wenn der Jahrgang die Professorin irgendwie anderweitig dolle verärgert hat, solltest du dich darauf gefasst machen, dass es einen unerwarteten Wechsel der Themen gibt – vielleicht, aber auch nur vielleicht, möchte man dir in dieser Ausnahmesituation tatsächlich mal eins auswischen. Dabei muss ich an die eine Stelle in der Serie »Two and a half men« denken: Jake erzählt seinem

Vater von einem Überraschungstest in der Schule und auf die Frage hin, wie es denn lief, antwortet er: »Ich war wirklich überrascht!« – »Warum hast du dich denn nicht besser vorbereitet?« – »Papa, es war ein Überraschungstest! Wie soll ich mich auf eine Überraschung vorbereiten?« Das muss man ihm lassen, da ist etwas dran. Ich hoffe du reagierst dann genau so gefasst wie Jake und verschwendest nicht zu viel Zeit damit, dich zu beschweren, wie unfair es war. Für den Fall bleibt mir nicht viel übrig, außer dir viel Glück zu wünschen. Vielleicht reicht es ja trotzdem zum Bestehen.

Wenn eine Vorlesung ein Fach von den Grundlagen an behandelt und dann zum Beispiel das Antestat prüfen soll, ob du bereit für das Praktikum bist, dann kann es auch sein, dass in der Prüfung die Grundlagen des Fachs nicht abgefragt werden, weil du sie im Laborsaal nicht brauchst. Das ist von Prüfung zu Prüfung unterschiedlich und du weißt inzwischen auch, wo du die Antwort auf deine Fragen findest oder? Genau, in den Alttestaten, oder in anderen Worten: in der Phase drei.

Rechenaufgaben bringen typischerweise im Vergleich dazu, wie viele Fakten du dafür lernen musst, ziemlich viele Punkte. Hier ist es aber auch wichtig, dass du sie nicht nur gut genug kannst, sondern vor allem, dass du sie schnell genug kannst. Noch ein Grund, viel mit Alttestaten zu arbeiten und rechnen zu üben. Insbesondere, wenn du unter Druck schnell unnötige Fehler einbaust.

Da die Themengebiete relativ überschaubar sind (Ja, ich weiß es ist viel, aber doch schon etwas weniger als im Examen) ist auch die Kontrolle des Wissenstands mit Prüfungen nicht so sehr von Bedeutung, weil du doch relativ leicht einen Überblick darüber hast, was du kannst und was nicht. Hier arbeitest du vor allem mit Übungsaufgaben um zu sehen, was wichtig ist und was nicht.

Kennst du das, wenn dir jemand eine komplizierte Frage auf WhatsApp stellt und du ihr in einer Sprachnachricht antwortest oder sie anrufst? Schonmal überlegt warum? Richtig, weil komplexe Zusammenhänge schriftlich darzustellen schnell in einem kleinen Aufsatz enden. Nicht nur ist es mühselig von jeder Studentin einen kleinen Aufsatz zu lesen, sondern, man müsste der Studentin entsprechend viel Zeit für die Aufgabe lassen und könnte dadurch weniger verschiedene Themen abfragen. Da man meist eine möglichst große Bandbreite von Themen prüfen möchte, ist tieferes Verständnis der Materie in schriftlichen Prüfungen eher ein Hilfsmittel, um sich die Fakten leichter merken zu können, statt ein direkter Punktebringer. Das darfst du natürlich nicht zu absolut werten, ich würde schon sagen, dass mir ein gutes Verständnis einige Male wirklich den Arsch gerettet hat, wenn ich nicht mehr weiter wusste. Aber wenn ich mich für eine schriftliche Prüfung entscheiden müsste zwischen Verständnis und Fakten, dann würde ich mich für Fakten entscheiden, weil man damit leichter die Punkte bekommt. Durch Verständnis lernen hat mir aber immer mehr Spaß gemacht, als Fakten zu lernen, deshalb hatte ich am Ende meist das Gegenteil: Verständnis und keine Fakten und musste mich dann zwingen, mir die Fakten am Ende irgendwie einzuprügeln. Aber nichtdestotrotz bekommst du die meisten Punkte mit den Fakten. Ganz anders sieht es dagegen in mündlichen Prüfungen aus.

Wow-Effekte und Fallschirm-Frameworks

Ich erinnere mich noch an den Moment, als wir unsere Briefe mit der Prüfungskommission für das zweite Examen bekommen haben und bei einem Kaffee darüber sprachen. Wir alle hatten die gleiche Prüferin in medizinischer Chemie – es war völlig klar, bei ihr ist mehr als bestehen nicht drin, denn diese Frau vergibt keine guten Noten. Das macht sie einfach nicht. Alle waren sich einig, dass sie gute Vorlesungen hält, sich viel Mühe gibt, den Studentinnen den Stoff beizubringen, aber auf der anderen Seite verlangt sie so viel, dass es gar nicht möglich ist, bei ihr etwas anderes als eine vier zu bekommen. Eine drei wäre schon großartig. Aber wir wollen uns nicht noch mehr Druck machen – das könnte gefährlich werden.

Was haben wir an jenem Tag eigentlich gemacht? Wir haben ganz klar nicht wirklich geschaut, welche Noten diese Frau verteilt, auch nicht warum sie schlechte Noten vergibt, was Sie in den Prüfungsgesprächen so sehr stört, dass sie schlechte Noten verteilt, nein. Wir haben uns nur selbst in Schutz genommen. Also wenn wir eine schlechte Note haben, oder sogar durchfallen, dann ist das gar nicht schlimm, denn unsere Schuld ist es nicht, wir hatten halt Pech mit der Prüferin. Jeder weiß, dass mündliche Prüfungen Glückssache sind. Verzeih mir die Wortwahl – aber, what the fuck! Anstatt zu schauen, was wir besser machen können, was allgemeine Fehler sind, haben wir uns nur bestmöglich vor der Verantwortung gedrückt.

Nur mal angenommen, es wäre wirklich nicht möglich, bei ihr eine gute Note zu haben – wäre es dann nicht schön, sich am Ende sagen zu können, man hätte zumindest alles versucht?

Nachdem ich einige Prüfungsprotokolle gelesen und vor allem hinterfragt hatte, sind mir überraschenderweise doch einige Muster aufgefallen. Eine Menge Studentinnen versuchen alle, wirklich alle Indikationsgebiete aus dem Steinhilber (ein oder besser gesagt *das* MedChem-Buch) komplett auszuarbeiten und dann zu lernen. Total verständlich, weil allgemein bekannt ist – bei ihr muss man alles wissen und selbst dann gibt sie nur schlechte Noten. Leider hat dann keiner mehr Zeit, um sich Analytik anzuschauen. Opportunitätskosten und so ... nun leider endet jede zweite Prüfung damit, dass man den pharmakologisch besprochenen Arzneistoff, abschließend chemisch nachweisen soll. Das Fach heißt by the way »medizinische Chemie« – also überraschend ist es nicht unbedingt, oder? Und glaubt mir, wenn ich in der Prüfung sage: »Das Thema habe ich leider komplett ausgelassen« plus eines beliebigen Grunds, warum ich das nicht mehr geschafft habe – das kommt nur ganz selten gut an.

Mein erstes Learning: unsere Medchem-Prüfung besteht aus stoffgruppenspezifischer Pharmakologie mit den entsprechenden Wirkmechanismen, die man an der chemischen Struktur erklärt, und aus einem Teil Analytik, der oft bei der Vorbereitung hinten runterfällt. Also kann ich nicht 100 % mit dem einen und 0 % mit dem anderen Teil verbringen und mich dann wundern, dass ich keine gute Note habe. Die Lösung für das Problem der Opportunitätskosten, ist wie fast immer das *Pareto-Prinzip.* Glaub mir, mit 80 % in beiden Teilen kommst du besser davon als mit egal wie viel im ersten Teil und 0 % im zweiten.

Ich habe schon ihre guten Vorlesungen erwähnt: Im Hauptstudium einen Teil der Biochemie-Vorlesung und einen Teil der MedChem-Vorlesung und im Grundstudium Instrumentelle Analytik.

Mein zweites Learning: Es ist nicht besonders verwunderlich, dass sie, wenn sie nach der Herstellung von Insulin fragt, die sie in ihrer Biochemie-Vorlesung behandelt hat, mehr in die

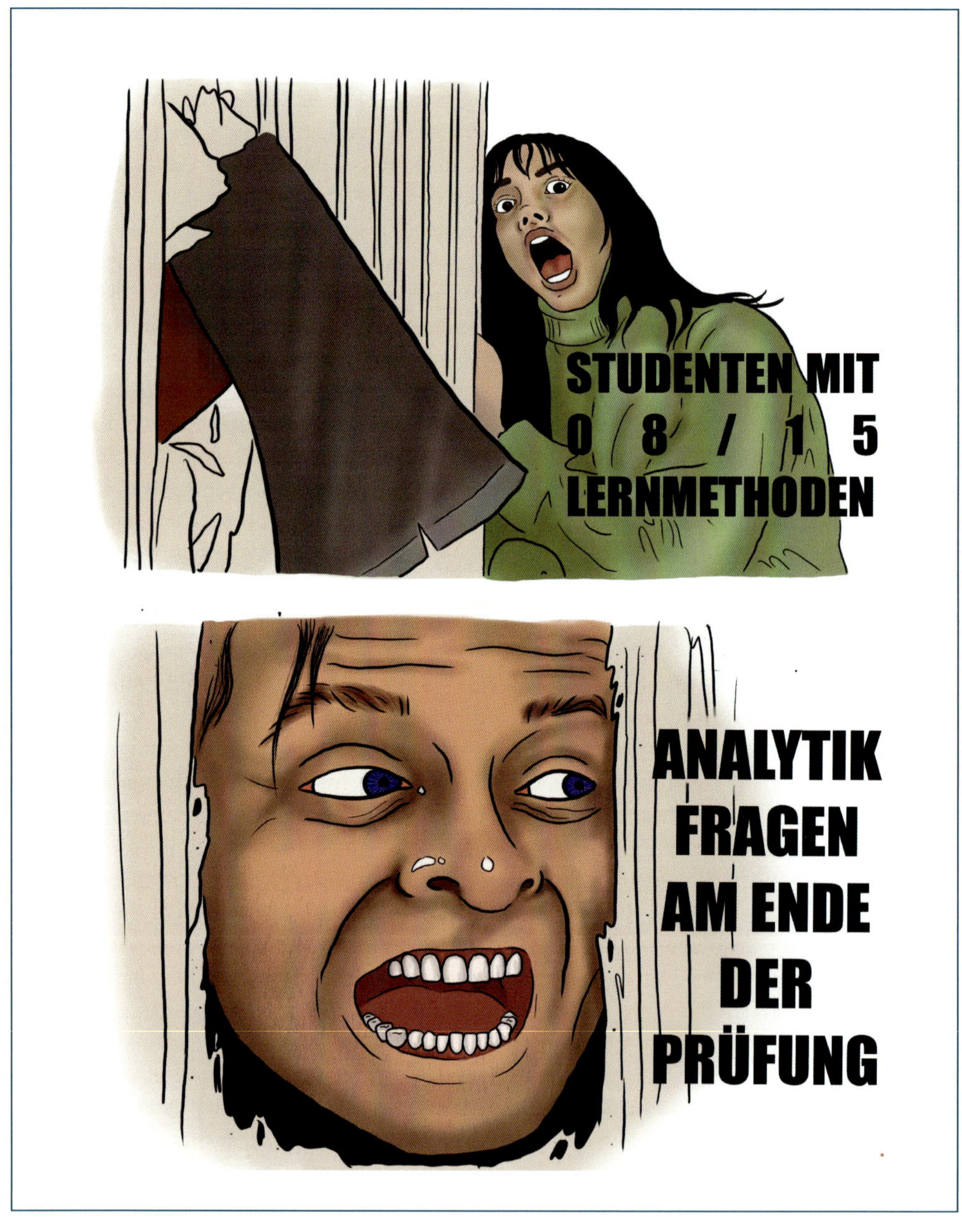

Tiefe geht als andere Prüfer. Und, wenn man dann so tut, als habe man davon noch nie etwas gehört, ist sie natürlich genauso enttäuscht, wie wenn sie auf instrumentelle Analytik umlenkt und die Studentin nichts mehr davon weiß, weil es ja schon so lange her ist. Ist das unfair, weil man teilweise mehr wissen muss als bei den anderen Prüferinnen? Vielleicht. Ist das menschlich nachvollziehbar, dass sie es dennoch verlangt? Auf jeden Fall. Meint sie das böse? Relativ unwahrscheinlich. Lohnt es sich in irgendeiner Weise darüber aufzuregen? Nope.

Warum erzähle ich euch diese, eigentlich ziemlich unrelevanten Details? Ich möchte dir an den Beispielen zeigen, dass, wenn man sich ein wenig Gedanken darüber macht, welche Schwerpunkte in Prüfungen – ganz nachvollziehbarerweise – gesetzt werden, man relativ verlässliche Schwerpunkte beim Lernen verfolgen kann.

Wow-Effekte

Da du nicht alles lernen kannst, möchtest du bei den häufigen Themen so sehr überzeugen, dass man dir an anderen Stellen eine Lücke verzeiht. Und was sind die Sachen, die Prüferinnen hören wollen und was sind die Sachen, bei denen Sie meist enttäuscht werden?

Im Vergleich zu schriftlichen Prüfungen gilt in den Mündlichen: Verständnis überzeugt! Vergiss nicht, das sind Naturwissenschaftlerinnen, die dich abfragen. Im Gegensatz zu schriftlichen Prüfungen sind die Fakten hier eher dazu da um dein Gespräch über tiefes Verständnis noch kompetenter wirken zu lassen. Oder sagen wir Fakten sind der Aufhänger und Einstiegspunkt, um dann dein Verständnis unter Beweis zu stellen. Nicht nur die Zusammenhänge verstanden haben, sondern sie auch darstellen können und erklären können – das ist hier die Kernkompetenz. Nur Fakten aufzählen bringt dich hier selten weit. Sorry to say: (Nur) hier offenbart sich der Prüferin, ob Du etwas wirklich verstanden hast.

Also: Für die wichtigsten Themen denkst du dir Konzepte aus, wie du die Zusammenhänge spannend darstellen kannst. Die kleinen »Reden« übst du immer und immer wieder mit deinen Kommilitoninnen. Und dann, wenn dein Moment in der Prüfung kommt – bist du bereit. Du willst klar machen: »Ich weiß total viel«. Damit, wenn du dann einmal nicht weiterweißt, es nicht heißt: »Die Studentin weiß nicht mal das? Sie weiß wohl gar nichts.« Der Eindruck sollte sein: »Sie weiß ja wirklich viel, dass sie nun dieses Detail nicht weiß, ist ja nicht weiter dramatisch.«

Fallschirm-Frameworks vs. Mut zu Lücke

Du kannst natürlich nicht für alle Bereiche so gut vorbereitet sein wie für die Blockbuster-Themen. Für den Fall, dass du unglücklicherweise ein Thema gefragt wirst, dass sehr selten drankommt, kannst du – im Gegensatz zur schriftlichen Prüfung – nicht gar keine Ahnung von einem Thema haben.

Das lässt sich wieder am besten an einem Beispiel erklären. In meinem Technologie-Abtestat im Studium hatte ich wirklich Glück mit meiner Prüferin: Sie selbst war keine Pharmazeutin und hatte dadurch eine relativ enge Auswahl an Prüfungsthemen, die sie sehr verlässlich immer gefragt hat.

Leider ging meine Prüfung quasi zu 100 % von einer Beisitzerin aus, die Apothekerin war. Sie fragte mich zu Inhalatoren und das war neu. Ein Thema mit dem ich zu 100 % nicht gerechnet habe. Ein Glück hatte ich mein Fallschirm-Framework: Für jedes Thema, bei dem ich mir dachte: das kommt sicher nicht dran, aber wenn es doch drankommen sollte, wäre es ein no-go davon nichts zu wissen, habe ich mir ein Sicherheitsnetz zusammengestellt.

Ich dachte mir: Auch wenn zum Beispiel Inhalatoren nie drankommen und es deshalb unglaublich uneffektiv wäre, sie genau zu lernen, wird man, wenn man dazu quasi gar nichts weiß, natürlich durchfallen. Das wollte ich *überraschenderweise* verhindern.

Inhalatoren waren bei mir übrigens ein Thema, dass ich einfach immer doof fand und ich hatte keine Lust darauf. Manchmal hat man solche Themen, die einem einfach persönlich unsympathisch sind. Umso glücklicher war ich, dass die Inhalatoren in meiner Prüfung auf keinen Fall drankommen würden – Überraschung, sie kamen dran – poor me. Ich habe dann doch bestanden, indem ich ein Verständnis für allgemeine technologische Zusammenhänge rübergebracht habe und die Gelegenheit, das rüberzubringen, obwohl ich das eigentliche Thema nicht gut konnte, verdanke ich meinem Fallschirm-Framework.

Der Fallschirm fängt mich auf, wenn es mal richtig schlecht läuft und bietet mir einen Rahmen von Key-Informationen, von denen ich vor allem zu den Themen übergehen kann, auf die ich richtig gut vorbereitet bin. So wirkt es nicht so, als ob ich gar nichts von dem Thema wüsste und ich kann, obwohl ich auf das Thema eigentlich nicht vorbereitet bin, auf die meisten Fragen etwas Sinnvolles antworten. Ganz essenziell ist dann immer die Struktur des Themas: Also welche Inhalator-Typen gibt es und was sind die Unterschiede. Wenn du dann eine Frage gestellt bekommst, denkst du laut darüber nach und ordnest zum Beispiel den Inhalator ein und unterscheidest ihn von anderen – alles verpackt als »lautes Nachdenken«. Ganz ungefragt zeigst du dadurch, dass du das ganze Thema kennst und weißt worauf es ankommt.

Ich habe hierfür mal mein Gedankenprotokoll zu der Prüfung rausgekramt, um dir genauer zu zeigen, wie ich das meine. Sorry, dass ich dich schon wieder mit unnötigen Details überschütte. Aber, wenn du dadurch ein bisschen besser verstehst, was ich dir sagen will, ist es das wert:

Funfact: Ich kannte den Inhalator, den man mir in die Hand gedrückt hat nicht. Während der Vorlesung hatte ich mich auf irgendeiner Digitalisierungs-Konferenz rumgetrieben. Deswegen musste ich mich langsam rantasten, um zu begreifen, was ich hier erzählen kann. Shame on me! Ich habe ja bereits gesagt, dass Inhalatoren echt nicht mein Lieblingsthema waren und ich mir schließlich ziemlich sicher war, dass das nicht drankommen würde. Zwischendurch hätte ich mir fast eine Dosis ins Gesicht gepulvert, hätte mich die Prüferin nicht davon abgehalten – so wenig Ahnung hatte ich davon. Aber hey, das zeigt mal wieder, dass es selbst dann möglich ist, zu bestehen!

»(...) Dann fragte sie mich, wozu man denn eine Dosier-Disk benutzt? Da ich schon vorher Pulver-Inhalator »vorgeschlagen" hatte, dachte ich mir – probieren wir es mal mit Dosieraerosolen. Daraufhin kam die Frage, wie denn ein Dosieraerosol aufgebaut ist und wie es genau funktioniert. (*Achtung*: Da ich offensichtlich alles durcheinandergebracht hatte, wollte sie hier sehen, dass ich den grundlegenden Unterschied der Arzneiform kenne.) Das war mir zum Glück relativ schnell bewusst, also habe ich gar nicht erst versucht Details zu erklären, sondern habe deutlich den Unterschied zwischen Dosier- und Pulver-Inhalatoren erklärt. Das hat sie dann beruhigt. (Vergiss nicht, Prüferinnen wollen vor allem sehen, dass du etwas verstanden hast!) An der Reaktion habe ich gemerkt, Dosieraerosol ist Bullshit (passte ja auch zu meiner ursprünglichen Vermutung). Ich habe dann also zurückgerudert zum Pulver-Inhalator. Auch hier kam die Frage: »Wie funktioniert das denn? Was können Sie uns denn dazu *alles* erzählen?« – Ähnlich wie oben (!) nachdem ich gesagt habe, dass das Pulver durch eigene Atemkraft aerosolisiert wird, was ein Aerosol ist (danach hatte sie direkt gefragt) und dass die minimale PIFR für die entsprechenden Patienten problematisch ist, ging es weiter (ich habe ein bisschen erzählt, dass die lokale Wirkung bei Erkrankungen der Atemwege relevant ist und da wird es nun mal schwierig mit viel Atemkraft). Auch hier ging es ihr darum, dass man die grundlegenden Prinzipien verstanden hat. Deshalb ist es so gewinnbringend, sich beim Lernen auf die Keypoints und Unterschiede zwischen benachbarten Themen zu konzentrieren. (...)«

Ich habe den Anfang meiner Prüfung so detailliert geschildert und genau dargestellt, wie »dumm« ich mich angestellt habe, um zu zeigen, worauf es in der Prüfung ankam – grundlegendes Verständnis. Mach dich nicht fertig, wenn etwas in der Prüfung nicht funktioniert. Mit einem kühlen Kopf geht es immer weiter. Und natürlich habe ich die Dinge in der Prüfung seriöser ausgedrückt als hier unter uns.

WENN DU ETWAS GEFRAGT WIRST, VON DEM DU FAST KEINE AHNUNG HAST
ABER NUR FAST

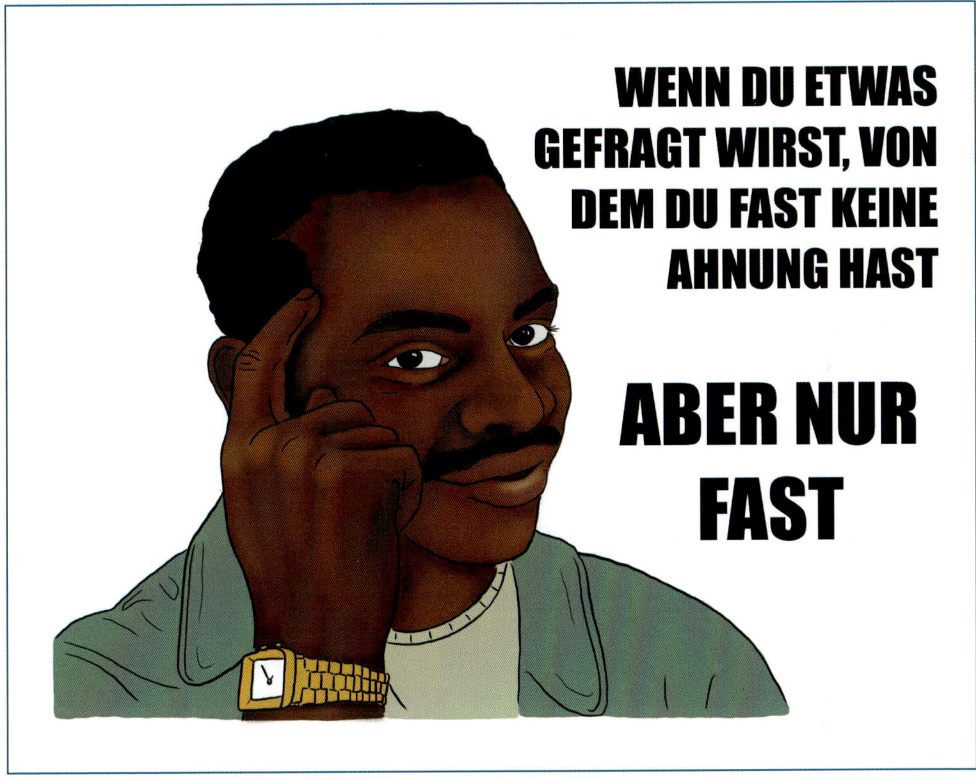

Bereite dich so vor, dass du *zu allem zumindest etwas* sagen kannst. Dass du nicht alles weißt, dafür haben die Prüferinnen dagegen meistens sehr viel Verständnis und bieten dir Hilfestellungen an. Nach einem freundlichen »Hm, ich komme gerade nicht darauf, könnten Sie mir bitte einen kleinen Tipp geben?« bekommst du meist Hilfestellung.

Der Nachteil an mündlichen Prüfungen ist, dass du zu eigentlichen keinem Thema gar keine Ahnung haben darfst. Der Vorteil im Vergleich zu schriftlichen Prüfungen ist, dass, wenn du auch nur ein bisschen Ahnung hast, du dir (teilweise mit Hilfe) sehr viel mehr Sinnvolles aus dem Finger ziehen kannst als in einer schriftlichen.

Was ist dein Job?

Ich habe ja schon erwähnt, dass Prüferinnen zu einem ganz großen Teil auch Menschen sind – Menschen mit menschlichen Fehlern. Obwohl sie Naturwissenschaftlerinnen sind, können auch sie nicht komplett rational bewerten, niemand kann das. Und jetzt kannst du dich darüber aufregen, dass mündliche Prüfungen voll unfair sind und alles Glückssache ist oder du versuchst damit zu arbeiten und das Beste daraus zu machen. Es geht – so wie in jeder zwischenmenschlichen Interaktion – auch ein bisschen um Sympathie.

Wir meckern schon bei einer Prüfung am Tag. Die Kommission hat den ganzen Tag lang Prüfungen – von morgens bis abends. Wenn du den ganzen Tag Prüfungen hast, dann willst du, dass das Prüfungsgespräch Spaß macht, beziehungsweise du bist froh, wenn mal ein Gespräch Spaß macht. Du freust dich über eine Kandidatin, die gute Laune hat, die freundlich ist, die lächelt, vielleicht kann man auch mal lachen. Man sagt der erste Eindruck zählt – also sei gleich beim Reinkommen ein Happy Girl, die sich gerade nichts Besseres vorstellen könnte, als die Prüfung zu absolvieren. Dr. Alexander Ravati sagt in seinem Prüfungstraining immer: »Zeig der Prüferin, dass das Fach, in dem sie dich prüft, für dich das allerwichtigste Fach ist! Und das ist nicht mal gelogen, denn in dem Moment, in dem du in der Bio-Prüfung sitzt, dann ist Bio für dich wirklich das Wichtigste, zumindest in dem Moment.« Zeig Begeisterung! Wie sagt man so schön: »Wie man in den Wald hinein schreit, schallt es auch hinaus.« – Also gib dir Mühe, dass die Prüferinnen dich mögen. Das ist dein Job!

Wenn du dich jetzt fragst, warum du dich darum kümmern sollst und nicht die Prüferin? Sie könnte ja auch zuerst freundlich sein. Die Antwort ist recht simpel: Wie schlimm ist es für die Prüferinnen wenn das Prüfungsgespräch kacke läuft? Sie hat eine Stunde schlechte Laune, weil du sie genervt hast, sie findet genug Dinge, die du nicht kannst und gibt dir dann eine schlechte Note. Wenn die nächste Kandidatin besser drauf ist, hebt sich die Laune und die Sache ist für sie vergessen. Aber für dich ist die Lage ernst! Du könntest durchfallen. Wenn du das nicht willst, streng dich an freundlich zu sein! Denk immer daran: Wenn du den ganzen Tag Studentinnen prüfen würdest, würdest du dich auch über ein angenehmes Prüfungsgespräch freuen.

Das gilt übrigens immer im Leben, wenn du auf irgendeine Art und Weise mit Menschen zu tun hast. Während ich dieses Kapitel schreibe, sitze ich im ICE. Wenn ich nach meiner Fahrkarte gefragt werde, mache ich es zu meinem Job, dass der Mensch, der an einem Samstagmorgen arbeitet, damit ich im bequemen Zug quer durchs Land fahren kann, zwischen all den genervten Blicken der Passagierinnen auch mal ein bisschen Dankbarkeit und Freundlichkeit erfährt. Hab' einfach ein bisschen Respekt für dein Gegenüber und für das, was dein Gegenüber für dich macht. Damit ist allen geholfen. Hochschullehrerinnen könnten sich bestimmt auch spannendere Tagesgestaltungen als die Prüfungen vorstellen. Aber sie prüfen dich, damit du deinen Abschluss erreichen kannst.

Was ich während meiner Arbeit in Firmen, die unterschiedlicher nicht hätten sein können, und nach zahlreichen Meetings begriffen habe ist – du musst deinen Job kennen, um ihn gut machen zu können! Manchmal ist es richtig, motiviert und interessiert aufzutreten, manchmal hast Du einen Job als Expertin aufzutreten und manchmal geht es nur darum, deine Aufgabe zu erfüllen. Das richtet sich alles nach deinem persönlichen Ziel in der expliziten Situation.

Als ich einmal für eine Kundin eine Software-Anforderung geschrieben (ein zehnseitiges Dokument, dass detailliert beschreibt, wie eine App, die wir in Auftrag gegeben haben, funktionieren soll), fragte mich mein Chef: »Was ist dein Ziel?« – »Die Funktionen so beschreiben, dass die App so funktioniert, wie wir es uns vorstellen.« – »Nein, warum machst du das? Was sollen sie deshalb in dir sehen? (...)«

Es gibt durchaus Situationen, in denen du ruhig ein wenig überheblich und selbstbewusst rüberkommen kannst – ein bisschen überambitioniert. Meist endet das darin, dass man dich herausfordert, dir eine Extra-Aufgabe gibt. Das Tolle daran: hier lernst du am meisten und hebst dich aus der Masse hervor, eine gute Möglichkeit, sich einen Namen zu machen. Du solltet dich dann natürlich besonders anstrengen, damit du dir einen guten Namen machst. Das führt dann nicht selten zu interessanten Möglichkeiten: Nebenjobs, Promotionsstellen, Praktika, etc.

Aber zurück zur Prüfung: Du bist eine Studentin, die – und das ist völlig in Ordnung – im Vergleich zu deiner Professorin quasi gar keine Ahnung von dem Gebiet hat. Denk daran, wenn die Professorin was sagt, dem du widersprechen möchtest. Ein »Hm, ich hatte es immer so verstanden, dass (...)« ist meistens mehr angebracht als »Nein, das stimmt so nicht, das steht anders im Buch.« Auch wenn es anders im Buch steht – know your place! Ich habe neulich den Begriff dazu erfahren: Das nennt sich »Hierarchie-Kompetenz«. Du bist der Prüfling und möchtest von der Prüferin eine gute Bewertung bekommen, also verhalte dich auch so.

Stellen wir uns einmal eine Biologie-Prüfung vor: Was erwartet eine Biologie-Professorin von einer guten Pharmazeutin? – Dass sie der Patientin pflanzliche Alternativen anbieten kann. Wenn du der Meinung bist, dass Phytopharmaka blöd sind, kannst du gerne der Meinung sein. Du kannst sie auch sagen – denn du hast ein Recht dazu deine Meinung zu äußern. Aber wundere dich nicht über die Konsequenzen, wenn du jemandem, der sein Leben der Wissenschaft gewidmet hat, erzählst, dass du findest, das sein Fachgebiet sinnlos sei. Zeigen, wie wunderbar du alles hinterfragst, und betonen, dass die Studienlage eigentlich nicht ausreichend ist, ob sie das nun ist oder nicht, ist hier einfach nur blöd. Übrigens möchte ich damit nicht sagen Biologie sei sinnlos.

Wenn es im Prüfungsgespräch dein Ziel ist, die Prüfung zu bestehen – dann musst du dich, um deinen Job zu kennen, fragen: Was ist es, was dein Gegenüber von dir hören möchte? Was möchte man in dir sehen, um dich mit einem guten Gewissen bestehen zu lassen? Wie müsstest du wirken, damit man Spaß daran hat, dir weiterzuhelfen?

Sei ein bisschen *humble* – das zeigt, dass du verstanden hast, dass Professorinnen mehr wissen als du. Das wird in ihnen weniger den Wunsch erwecken, dir zu zeigen, was du mit deinen süßen 20 Jahren alles noch nicht weißt.

Sei ein bisschen *selbstbewusst* – das zeigt, dass du deinem Wissen vertraust. Wenn *du* deinem Wissen nicht vertraust, von wem willst du es dann erwarten? Wenn jede Antwort wie ein Ratespiel klingt, ist es ganz selbstverständlich, dass nachgebohrt wird, um zu sehen, was geraten ist und was du wirklich kannst.

Sei *freundlich und begeistert* – das macht dich sympathisch und die Prüfenden verzeihen dir nicht nur eher einen Fehler, sondern helfen dir auch noch, wenn du Glück hast.

Sei *nachdenklich* statt sprachlos – Laut nachdenken zeigt, dass du Wissen hast und damit arbeitest und nicht unvorbereitet bist.

Klicken, Klicken, Klicken.

Der größte Unterschied zwischen dem ersten und zweiten Staatsexamen ist, dass die Inhalte von Grundstudium und erstem Examen gar nicht so unwesentlich variieren können – naja, zumindest die Schwerpunkte werden ganz anders gesetzt. Das erste Examen besteht nur aus Single-Choice-Fragen und die werden vom IMPP gestellt. In der Vorlesung möchten Dir die Dozentinnen Verständnis für die Themen vermitteln, die ihnen gefallen und manchmal gefallen ihnen die IMPP-Themen halt nicht. Ganz im Gegenteil, zu den Inhalten des zweiten Examens, die gleich in der ersten Vorlesung des Hauptstudiums thematisiert werden, in der deine Prüferin, die in diesem Fall gleichzeitig deine Professorin ist, dir erzählt, worüber sie sich besonders freuen würde, wenn du es ihr im Examen erzählen würdest.

Versteh mich hier nicht falsch! Natürlich ist das – nicht nur ein bisschen – überspitzt dargestellt. Es ist nun mal so, dass die Professorinnen euch zu guten Pharmazeutinnen ausbilden wollen. Das was sie für besonders wichtig halten, versuchen sie euch besonders gut beizubringen.

Jetzt will ich nicht über das IMPP herziehen, deshalb formuliere ich es mal so: Ich stecke nicht tief genug in den Prozessen des IMPP drin, um zu verstehen, warum sie das abfragen, was sie abfragen ...

Durch meine Tätigkeit bei den Ravati-Seminaren, habe ich ein paar Anhaltspunkte erfahren, aber wenn du meine persönliche Meinung hören willst, dann kann ich die Schwerpunkte im universitären Unterricht zumindest besser nachvollziehen als die Inhalte so mancher IMPP-Fragen.

Aber who am I to judge, was eigentlich wichtig ist – du musst für das erste Examen andere Schwerpunkte setzen, als du aus deinem bisherigen Studium gewohnt bist. Jetzt zählen nur noch die IMPP-Schwerpunkte und dafür ist der allerbeste, der mit Abstand beste Weg: Altfragen klicken!

Damit du so viel Zeit wie möglich mit Klicken verbringen kannst, musst Du die Phasen eins und zwei so schnell wie möglich durchlaufen – wie immer, aber hier noch mehr! Und die Phasen eins und zwei sollten natürlich auch möglichst gut auf das erste Examen und nicht auf die Vorlesungsschwerpunkte ausgelegt sein, jedenfalls dann, wenn sich diese nicht konsequent nach dem IMPP richten. Meine ganz persönliche Empfehlung ist, dafür die Ravati-Seminare zu verwenden und danach so viel wie möglich nur mit den Skripten zu arbeiten – nicht ganz ausschließlich, aber vorrangig.

Kurzer Disclaimer: Seit ich das erste Mal bei den Seminaren war, war ich von ihnen begeistert. Das Buch ist nicht der Ort, an dem ich dir erklären möchte, warum ich ein Fan der Ravati-Seminare bin. Aber ich war so begeistert, dass ich mir dachte: ›Ich werde eh allen erzählen, wie gut ich die Seminare finde, warum dann das Ganze nicht in einen vernünftigen Rahmen verpacken und dabei auch noch durch die Info-Veranstaltungen Erfahrungen sammeln vor Menschen zu sprechen.‹ Ich hatte damals beschlossen ›Ich will gute Vorträge halten können! Naive Idee, aber nach nur ein paar Jahren läuft es inzwischen ganz gut. Ich schweife ab. Ich war lange als Kontaktstudent für die Ravati-Seminare in Halle tätig, weil ich das Angebot für eine tolle Sache halte. Vielleicht sehen wir uns mal bei einer Veranstaltung an deiner Uni, dann erzähle ich dir, was ich an den Seminaren besonders toll finde.

Auch, wenn die Schwerpunkte in den Vorlesungen anders gesetzt wurden und auch, wenn du das Gefühl hast, dass du alles aus den letzten zwei Jahren vergessen hast und dir alles neu erarbeiten musst, ist es dennoch wichtig so schnell wie möglich mit dem Klicken zu beginnen.

Noch ein paar Worte zur eigentlichen Prüfung: Im Gegensatz zu den oben genannten Rechen-Aufgaben, bei denen man relativ lange mit einer Aufgabe beschäftigt ist, aber auch mit entsprechend vielen Punkten pro Aufgabe belohnt wird, bekommst du im ersten Examen für jede richtig beantwortete Frage genau einen Punkt – nicht mehr und nicht weniger. Also kein falscher Ehrgeiz! Das solltest du während der Prüfung immer im Hinterkopf behalten, damit du nicht zu viel Zeit mit einer schweren Aufgabe verschwendest, für die du genauso nur einen Punkt bekommst, wie für die nächste, leichtere Aufgabe. Es wäre schade, wenn du am Ende eine Reihe leichter Aufgaben nicht mehr bearbeiten kannst und dir eine Menge leichtverdienter Punkte entgehen lässt, nur weil du bei einer besonders kniffligen Aufgabe den Heldentot sterben wolltest.

Hier ist ein Step-by-step Plan wie du stattdessen vorgehen kannst. Zunächst fängst du einfach vorne an. Nicht überlegen, welche Aufgaben du besonders gut kannst und im Aufgabenheft hin und her blättern. Das bringt gar nichts außer Verwirrung und Zeitverschwendung. Du arbeitest von vorne nach hinten durch und versuchst jede Aufgabe zu lösen. Wenn du es innerhalb deiner Zeitboje nicht schaffst, dann markierst du die Aufgabe und kommst später zu der Aufgabe zurück.

Was ist eine *Zeitboje*, fragst du dich jetzt? Zeitmanagement ist im ersten Examen extrem wichtig: Du hast wirklich genug Zeit dafür, alle Aufgaben in Ruhe zu bearbeiten, weshalb es umso trauriger wäre, am Ende in Zeitnot zu kommen, weil du die eine Aufgabe nicht loslassen konntest. Zeitbojen: Du teilst die Zeit für die Prüfung (Minus z.B. 40 Minuten Puffer am Ende der Prüfung) durch die Anzahl der Aufgaben in der Prüfung. Dann weißt du, wie viel Zeit du für eine Aufgabe hast. Dann setzt du dir Zeitpunkte (Zeitbojen): z.B. nach x Minuten, muss ich 15 Fragen beantwortet haben, nach y Minuten 30 Fragen, usw. Wenn du Aufgaben bearbeitest, musst du nicht überlegen, wie viel Zeit du noch hast und ob du noch alles schaffen kannst, sondern schaust einfach, wann die nächste Zeitboje kommt. Wenn du nach den ersten 15 Fragen merkst, dass du zu langsam bist, ist es nicht dramatisch die nächsten 15Fragen etwas zügiger zu bearbeiten. Wenn du aber keine Zeitbojen hast und dann nach einem Viertel der Fragen merkst, dass schon die Hälfte der Zeit vorbei ist, dann wird es kritisch. Wie dann die zweite Hälfte der Prüfung verläuft, kannst du dir sicher selbst ausmalen. Mit Zeitbojen weißt du bei jeder Aufgabe ziemlich genau, wie du in der Zeit liegst und wie viel Zeit du noch hast. Das ist wichtig. Zum einen machst du weniger Fehler, weil du nicht unnötig unter Zeitdruck stehst und zum anderen bist du jetzt in der Lage dir die Zeit zu nehmen, die du hast.

Hier sind drei Dinge, mit denen du deine Zeit, die du für eine Aufgabe hast, verbringen sollst, um dein hart erarbeitetes Wissen auch so gut wie möglich anwenden zu können:

1. Zunächst gehst du jede der fünf Antwortmöglichkeiten einer Ankreuzaufgabe durch – auch wenn du gleich am Anfang denkst, die Richtige gefunden zu haben. Nur zu oft übersieht man ein kleines, alles entscheidendes Detail – sogenannte Signalwörter: ein »nur« statt »meistens« kann alles verändern. Oft fällt es dir auf, wenn du verwirrt bist, weil eine zweite Antwortmöglichkeit auch zutreffen könnte. Dann schaust du nochmal genau und ZACK, schon hast du einen Punkt mehr! Glaub mir, das lohnt sich.
2. Du bereitest dich durch Klicken vor. Das ist gut. Das weiß das IMPP auch. Das finden sie wahrscheinlich auch gar nicht so schlimm. Aber jetzt möchten sie herausfinden, ob du nur die Aufgabe wiedererkennst und auswendig gelernt hast, was du ankreuzen musst, oder ob du zumindest verstanden hast, was hier abgefragt wird. Deshalb werden Altfragen oft ein kleines bisschen abgeändert. Darauf achten ist Gold wert!
3. Damit du, wenn du die fünfte Antwortmöglichkeit liest, auch noch weißt, was du über die erste Antwortmöglichkeit gedacht hast: Markiere jede Antwortmöglichkeit: z.B. mit einem Haken, wenn du denkst, dass sie zutrifft, mit einem »f«, wenn du denkst, dass sie nicht zutrifft und mit einem Fragezeichen, wenn du dir unsicher bist. Das ist zum einen wichtig, damit du z.B. bei Antwortmöglichkeit fünf nicht vergessen hast, dass du eigentlich Antwort-

DAS EXAMEN, WENN DU DICH NICHT
AUS DER RUHRE BRINGEN LÄSST,
WEIL DU MIT ZEITBOJEN ARBEITEST

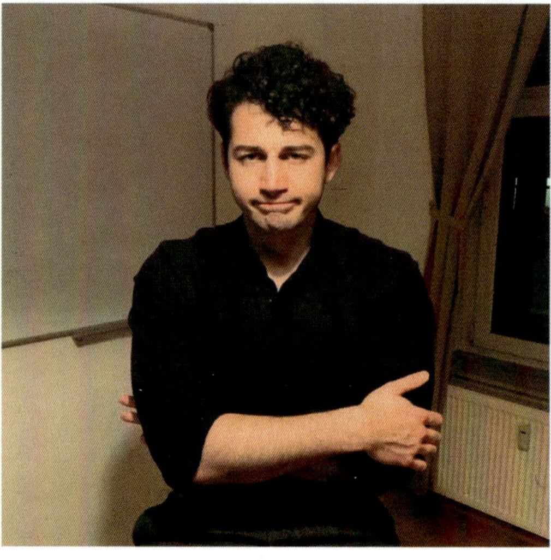

möglichkeit eins für richtig gehalten hast und zum anderen, weil du die Aufgabe vielleicht zurückstellen musst. Dann wirst du auf jeden Fall vergessen haben, was du über die Antwortmöglichkeiten gedacht hast.

Kommen wir zur nächsten Phase, nachdem du einmal alle Fragen von vorne bis hinten bearbeitet hast: Die zurückgestellten Fragen noch einmal, besser zweimal bearbeiten. Da du in deinen Zeitbojen bleiben möchtest, wird es Fragen geben, die du nicht auf Anhieb beantworten kannst und in einer zweiten Runde noch einmal anschauen musst. Oft hilft es schon mit einem frischen Kopf noch einmal darauf zu schauen. Deshalb ist es wichtig, dass du auch beim zweiten Durchgang ein wenig auf die Zeit schaust, damit jede Frage nochmal eine zweite Chance bekommt. Manches kannst du einfach nicht, das ist dann halt so. Dann kommst du später nochmal zurück zu der Frage, aber erst nachdem du alle Fragen, bei denen du nur kurz auf dem Schlauch standest, nochmal bearbeitet hast. Nach der dritten Runde wird es Fragen geben, die du immer noch nicht kannst, dann kreuzt du einfach irgendwas an.

Nun ist es im ersten Staatsexamen so, dass du das Aufgabenheft als Souvenir mit nach Hause nehmen darfst. Alles was bei der Bewertung zählt, sind deine Kreuze auf dem Lösungsbogen. Und hier gibt es zwei Möglichkeiten:

Du kannst, wenn du komplett fertig bist, alle Antworten auf einmal übertragen. Das hat den Vorteil, dass du beim Über-die-Fragen-nachdenken nicht unterbrochen wirst. Der Nachteil liegt

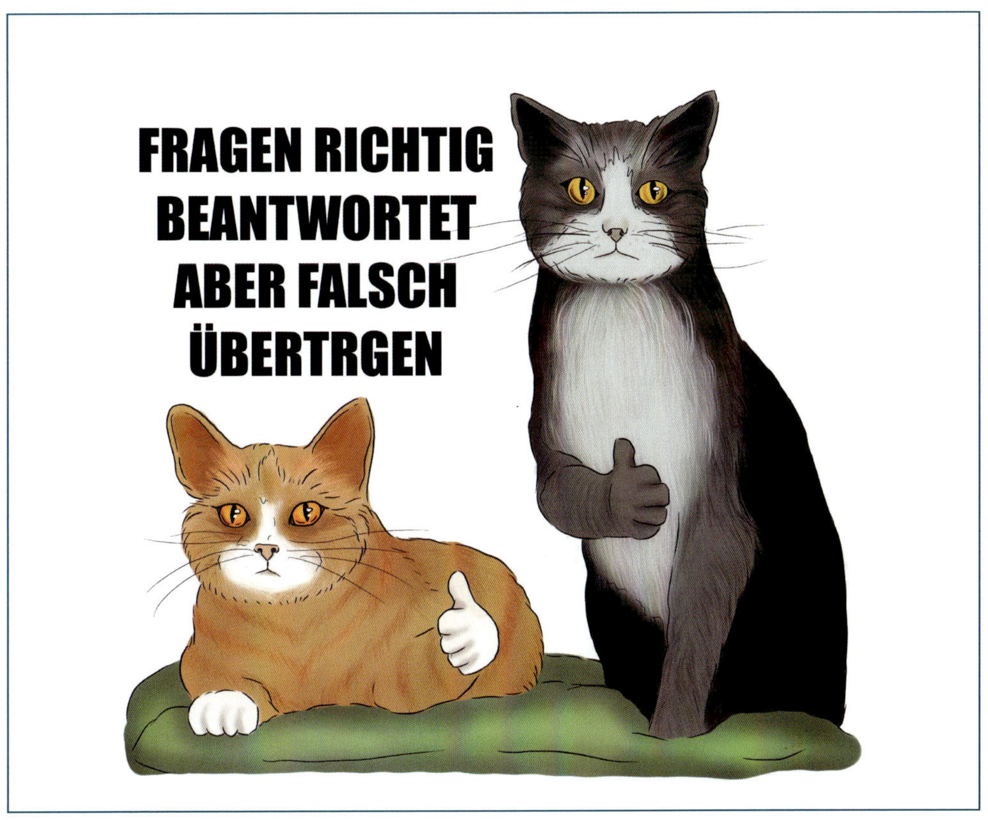

auf der Hand: Wenn irgendwas komplett schief geht und egal wie gut dein Plan ist, das kann immer passieren, dann kann es sein, dass du es nicht mehr schaffst alle Fragen zu übertragen oder am Ende so sehr unter Zeitdruck steht, dass du das Übertragen versaust.

Ich habe mich für den anderen Weg entschieden. Nach jeder Frage die Antwort gleich zu übertragen hat mir ein bisschen mehr Sicherheit gegeben und ich habe die Frage für mich im Kopf abgeschlossen. Nach der Mikropause des Antwort-Übertragens konnte ich mich auch besser auf die nächste Frage konzentrieren.

Am Ende kontrollierst du deinen Lösungsbogen, ob du alles richtig übertragen hast. Was ist hier am aller-, allerwichtigsten? Genau! Dass du überall ein Kreuz gesetzt hast. Denn dir wird garantiert, dass bei jeder Aufgabe genau eine Antwort richtig ist. Das heißt, wenn du irgendwas ankreuzt, hast du mit einer Wahrscheinlichkeit von 20 % einen Punkt. Das sind 20 % mehr als wenn du gar nichts ankreuzt.

Anschließend könntest du nochmal kontrollieren, ob du jede Frage richtig angekreuzt hast. Kann man machen, ist vielleicht auch gut. Aber um ehrlich zu sein, war mir das zu viel Stress. Das wollte ich mir einfach nicht antun.

Ja, ich bin in Biologie um einen Punkt an der besseren Note vorbeigeschrammt und ich habe die eine Aufgabe im Aufgabenheft richtig angekreuzt und falsch übertragen. Well, Life is pain. Spaß beiseite, ich finde dennoch alles noch einmal zu wiederholen ist zuviel des Guten. Aber das kannst du handhaben, wie du möchtest. ☺

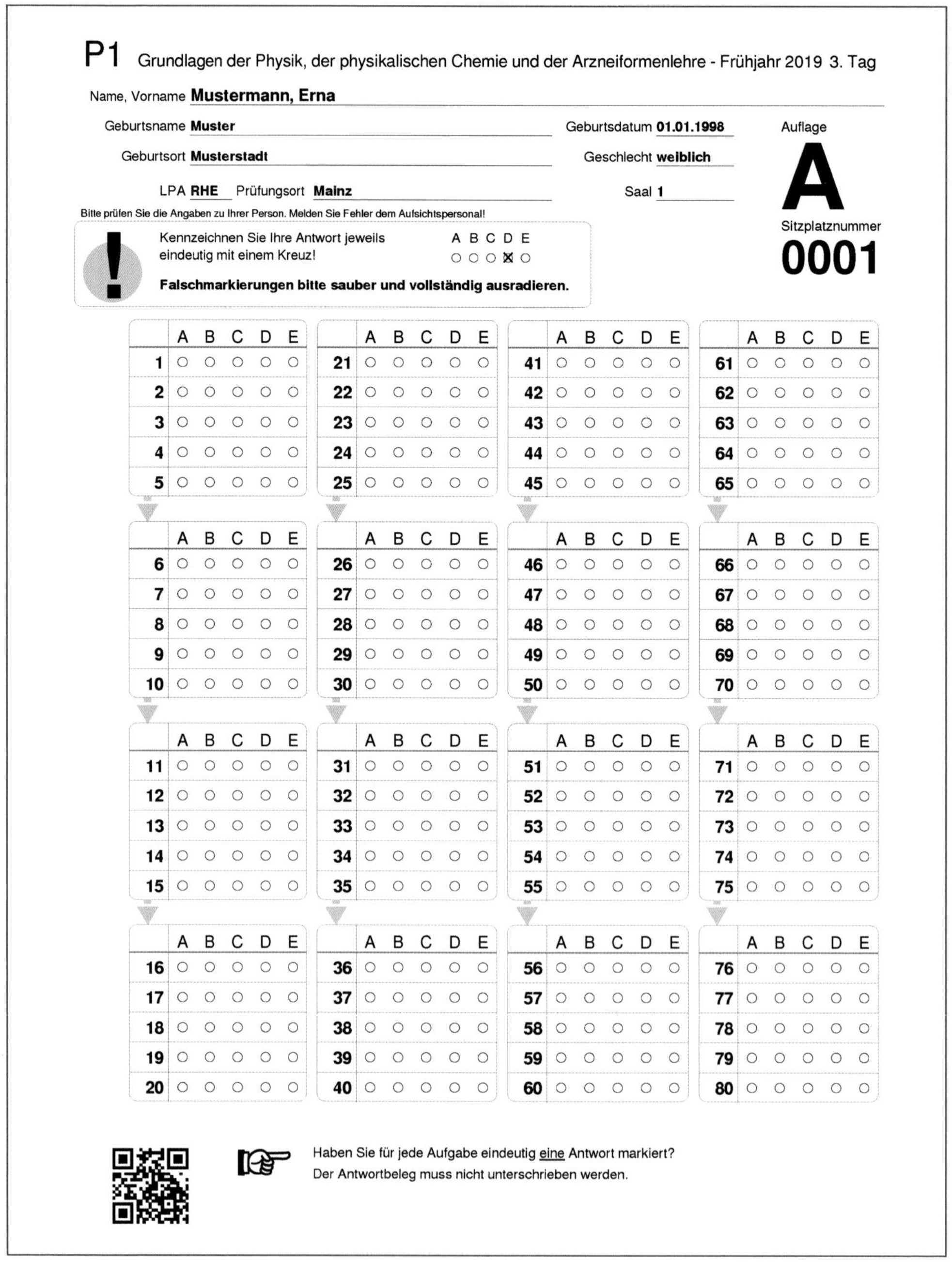

P1 Grundlagen der Physik, der physikalischen Chemie und der Arzneiformenlehre - Frühjahr 2019 3. Tag

Name, Vorname **Mustermann, Erna**

Geburtsname **Muster** Geburtsdatum **01.01.1998** Auflage

Geburtsort **Musterstadt** Geschlecht **weiblich** **A**

LPA **RHE** Prüfungsort **Mainz** Saal **1**

Bitte prüfen Sie die Angaben zu Ihrer Person. Melden Sie Fehler dem Aufsichtspersonal!

Sitzplatznummer **0001**

! Kennzeichnen Sie Ihre Antwort jeweils eindeutig mit einem Kreuz! A B C D E ○ ○ ○ ☒ ○

Falschmarkierungen bitte sauber und vollständig ausradieren.

	A	B	C	D	E		A	B	C	D	E		A	B	C	D	E		A	B	C	D	E
1	○	○	○	○	○	**21**	○	○	○	○	○	**41**	○	○	○	○	○	**61**	○	○	○	○	○
2	○	○	○	○	○	**22**	○	○	○	○	○	**42**	○	○	○	○	○	**62**	○	○	○	○	○
3	○	○	○	○	○	**23**	○	○	○	○	○	**43**	○	○	○	○	○	**63**	○	○	○	○	○
4	○	○	○	○	○	**24**	○	○	○	○	○	**44**	○	○	○	○	○	**64**	○	○	○	○	○
5	○	○	○	○	○	**25**	○	○	○	○	○	**45**	○	○	○	○	○	**65**	○	○	○	○	○
6	○	○	○	○	○	**26**	○	○	○	○	○	**46**	○	○	○	○	○	**66**	○	○	○	○	○
7	○	○	○	○	○	**27**	○	○	○	○	○	**47**	○	○	○	○	○	**67**	○	○	○	○	○
8	○	○	○	○	○	**28**	○	○	○	○	○	**48**	○	○	○	○	○	**68**	○	○	○	○	○
9	○	○	○	○	○	**29**	○	○	○	○	○	**49**	○	○	○	○	○	**69**	○	○	○	○	○
10	○	○	○	○	○	**30**	○	○	○	○	○	**50**	○	○	○	○	○	**70**	○	○	○	○	○
11	○	○	○	○	○	**31**	○	○	○	○	○	**51**	○	○	○	○	○	**71**	○	○	○	○	○
12	○	○	○	○	○	**32**	○	○	○	○	○	**52**	○	○	○	○	○	**72**	○	○	○	○	○
13	○	○	○	○	○	**33**	○	○	○	○	○	**53**	○	○	○	○	○	**73**	○	○	○	○	○
14	○	○	○	○	○	**34**	○	○	○	○	○	**54**	○	○	○	○	○	**74**	○	○	○	○	○
15	○	○	○	○	○	**35**	○	○	○	○	○	**55**	○	○	○	○	○	**75**	○	○	○	○	○
16	○	○	○	○	○	**36**	○	○	○	○	○	**56**	○	○	○	○	○	**76**	○	○	○	○	○
17	○	○	○	○	○	**37**	○	○	○	○	○	**57**	○	○	○	○	○	**77**	○	○	○	○	○
18	○	○	○	○	○	**38**	○	○	○	○	○	**58**	○	○	○	○	○	**78**	○	○	○	○	○
19	○	○	○	○	○	**39**	○	○	○	○	○	**59**	○	○	○	○	○	**79**	○	○	○	○	○
20	○	○	○	○	○	**40**	○	○	○	○	○	**60**	○	○	○	○	○	**80**	○	○	○	○	○

Haben Sie für jede Aufgabe eindeutig eine Antwort markiert?
Der Antwortbeleg muss nicht unterschrieben werden.

Disclaimer: Übrigens habe ich das auch im Ravati-Kurs gelernt. Im Zusatzkurs werden genau diese methodischen Ansätze besprochen. Ein paar wichtige Punkte davon erkläre ich auch bei der sogenannten Roadshow, die in der Regel alle zwei Jahre an jedem Studienort von den Ravati-Seminaren veranstaltet wird. Vielleicht sehen wir uns ja dabei bald. ☺

6. Weniger heulen, mehr wollen

Hast du nach zwei Jahren Grund- oder Hauptstudium endlich mal wieder Lust auf einen aufregenden Urlaub? Eine herausfordernde Abenteuerreise?

- Ständig on the road sein – niemals stillstehen
- Abends erschöpft von den Abenteuern ins Bett fallen
- Mal Abstand nehmen vom städtischen Partyleben
- Kein Kontakt zur echten Welt

Sehr gut. Los geht's! Das alles kannst du haben – sogar ohne die Umwelt mit einem Langstreckenflug nach Bali zu belasten. Darf ich vorstellen – die All-inklusive Abenteuerreise mit dem verführerischen Namen »Examenszeit«.

»Mach was du liebst! Und lieb was du machst!«

Nachdem wir im ersten Teil des Buches viel darüber gesprochen haben, dass du das machen sollst, was du liebst, geht es jetzt um die Disziplin, das zu lieben, was du machst. Dazu gehört auch, Spaß zu haben und positiv zu bleiben, auch wenn es anstrengend ist und auch wenn es schlecht läuft. – Ganz besonders, wenn es anstrengend ist und schlecht läuft! Ich hoffe, das fällt dir schon ein bisschen leichter, nachdem wir im ersten Teil besprochen haben, dass die Zeiten, in denen es nicht einfach ist, die Zeiten, in denen es anstrengend ist, die Zeiten, in denen es nicht gut läuft, die *wichtigen* Zeiten sind. Das sind die Zeiten, die am Ende den Unterschied machen. Das sind die Zeiten, die dich am Ende *glücklich* machen.

Nachdem ich mir Mühe gegeben habe verständnisvoll zu sein, hier mal ein wenig #Realtalk. Das Studium ist anstrengend? Ja okay, fair enough. Aber was wird wirklich von dir verlangt? Du kannst dich mehrere Jahre nur um dein eigenes Weiterkommen kümmern. Du musst nichts für andere leisten, du musst keinen Mehrwert bringen, für niemanden etwas tun. Du sollst nur dich selbst voranbringen. Deine Eltern und die Gesellschaft (Stipendium, BAföG) geben dir eventuell sogar noch Geld dafür, dass du dich nur um deinen eigenen Kram kümmern kannst. Und darüber wollen wir uns jetzt auch noch beschweren? Es wird keine körperlich harte Arbeit, keine Arbeit zu schrecklichen Bedingungen, nichts wirklich Schlimmes von uns verlangt. So, cut the bullshit!

Simpler Fakt: Du lebst nur einmal.

Falsche Schlussfolgerung: Verschwende die Zeit nicht mit Lernen, sondern leb dein Leben! – Ich habe selten so großen Mist gehört. Stell dir mal vor, wie der Rest deines Lebens verläuft, wen du jetzt dein »Leben lebst«? (was auch immer das bedeuten soll). Richtig, das würde ziemlich beschissen laufen und du hast nur eins. Du willst nicht, dass das eine Leben, das du hast, beschissen verläuft. Nutze es und mach was daraus. Mach was aus dir! Du willst lernen – eigentlich – damit dein Leben nicht beschissen läuft. Und nun bist du in einer Prüfungshase, besser gesagt in der Lernphase dafür und diese Lernphase ist anders als die davor. Sie ist länger, härter, entmutigender. Du hast keine Lust mehr. Du hast deine anderen Ziele im Kopf: Zeit mit deiner Familie verbringen, mit Freunden feiern gehen, deine anderen Interessen verfolgen. Und das alles kannst du jetzt nicht machen, weil in dieser *überschaubaren* Zeit das

Lernen 100 % deiner Kapazitäten fordert. So ist das eben, das gehört dazu. Ob du es magst oder nicht ist das ein Teil des Weges – den du selbst für dich gewählt hast.

Wenn du die Belastung so schlimm findest, dass du das Studium ernsthaft für den falschen Weg hältst, dann ändere deinen Weg. Wenn du wirklich sagst, dass das Studium etwas ist, dass du nicht möchtest, mit allen Konsequenzen, die daraus folgen, dann brich ab und mach etwas anderes. Mach etwas, dass du für richtig hältst. Aber meistens ist es doch so, dass du das große Ganze wirklich willst, es für das Richtige hältst und es nur jetzt im Moment unangenehm ist, du hast gerade keine Lust mehr und du willst einfach mal rumheulen.

Es ist voll in Ordnung zu sagen »Wow, das ist gerade echt hart! Das ist gerade echt anstrengend, ich kann nicht mehr und ich würde *jetzt* am liebsten aufhören.« – *aber* du musst dir gleichzeitig bewusst machen, wofür du das machst, dass es *dein* Ziel ist und dass du am Ende froh sein wirst, dass du es getan hast. Dir muss bewusst werden, dass du es *im Großen und Ganzen* willst. (Warum es okay ist, mal am Rande des Versagens zu sein, warum es sogar gut ist, wenn es anstrengend ist, wenn du herausgefordert wirst, darüber haben wir schon genug gesprochen.)

Im Englischen würde man jetzt sagen »embrace it.« – annehmen, ergreifen, umfassen – Such dir selbst aus, wie du es übersetzen möchtest. »Embrace the pain« das liest man auf vielen Instagram-Motivationsbildern und da ist auch einiges dran. Du hast dich selbst für diesen Weg entschieden und damit ist auch alles, was damit im Zusammenhang auf dich zukommt, ein Teil deiner eigenen Entscheidung. Und wenn du es nicht so schlimm findest, dass es für dich Grund genug ist, einen anderen Weg einzuschlagen – dann akzeptier es als Teil eines großen Ganzen, das du selbst wirklich möchtest!

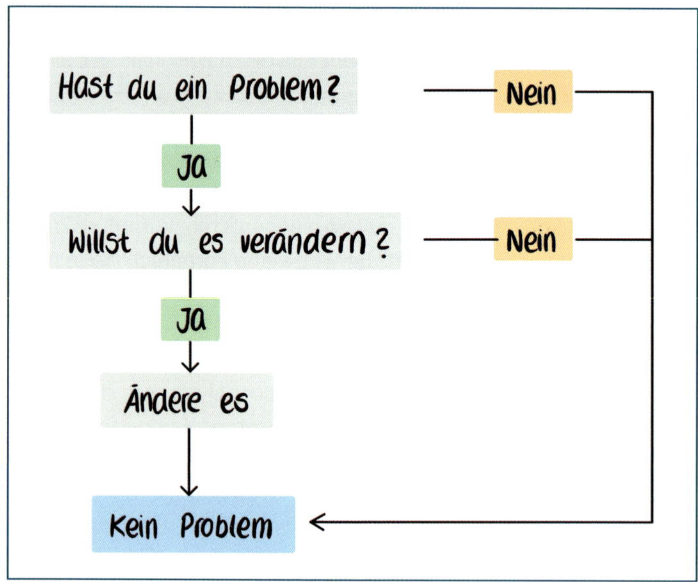

Geh sogar noch einen Schritt weiter! Sag dir: »Jetzt erst recht! Jetzt mache ich noch mehr, nur um zu zeigen, dass ich es kann!« Die extra Portion Herausforderung, die extra Portion großes und aufregendes Ziel ist es, die dir Kraft gibt, über dich hinauszuwachsen! – nicht Mitleid.

Hier ist der Knackpunkt: Wenn du so oder so die nächsten Wochen mit Lernen verbringen musst – dann hab mindestens Spaß dabei, genieß es. Genieß es, dass es hart wird. Du hast nur ein Leben und das möchtest du so gut wie möglich genießen. Ich meine damit nicht, dass alles einfach und lustig sein soll, im Gegenteil – das würde wohl relativ schnell langweilig werden. Genieß die Intensität deines Lebens, genieß das Auf und Ab. Genieß die Herausforderungen, sie sind ein wichtiger Teil davon.

Ich sage es nochmal – es ist ganz normal, dass man sich manchmal überfordert fühlt und vielleicht Angst davor hat, wie es weiter geht und das kann man auch mal seinen Freunden erzählen. Aber Rumheulen hilft niemandem. Genieß die Herausforderung. Hab gute Laune, mach es richtig und zieht es zusammen durch.

Dass das Ganze insbesondere auf die Lernphasen für das erste und zweite Examen zutrifft muss ich jetzt nicht erklären, oder? In diesem Sinne, viel Spaß beim Anstrengen. ☺

7. Abgefuckt

MANCHMAL
WENN ES
EINFACH
NICHT
LÄUFT...
MOM COME
PICK ME UP
I'M SCARED

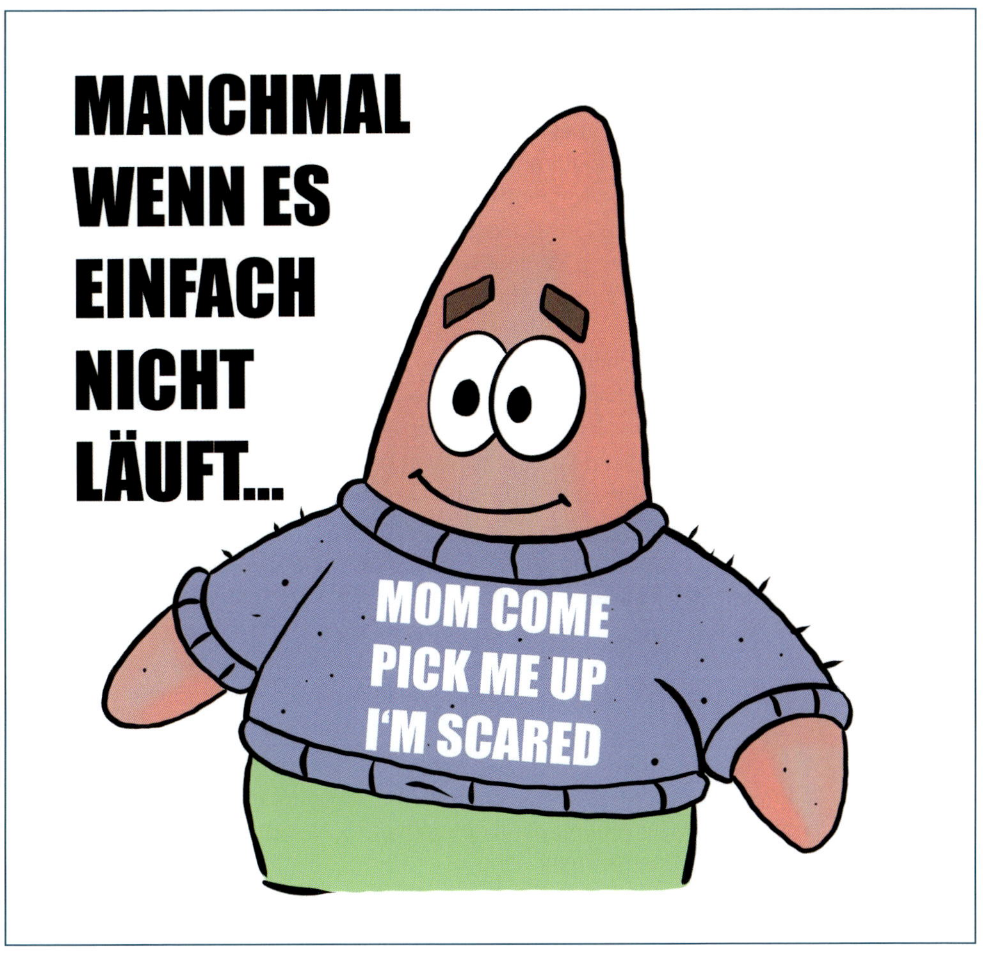

Manchmal, naja manchmal läuft es besonders schlecht, also ich meine so richtig schlecht, so schlecht, dass jeder, der du davon erzählst, sagt: »Oh Mann, das ist echt hart, ich verstehe, dass du keine Lust mehr hast. Es ist voll in Ordnung, wenn du es jetzt sein lässt.« Aber du weißt selbst gut genug, dass gerade jetzt Aufgeben keine Option für dich ist. In dem Moment ist es umso wichtiger, deine Energie auf die Dinge zu fokussieren, die du kontrollieren kannst und keine Energie mit Beschweren und Selbstmitleid zu verschwenden. Egal wie doof gerade alles ist, du brauchst deine Energie für andere Sachen.

Wenn es richtig schlecht läuft und einfach nichts mehr funktioniert, passiert es im Pharmaziestudium, dass man einmal ein Semester länger machen muss, das sogenannte »Trocknen« (weil Du nicht an einem Laborpraktikum teilnimmst). Erinnerst du dich daran, dass ich mal gesagt habe, egal wie ausweglos es sich manchmal anfühlt – nach fünf Jahren kannst du darüber lächeln? Das gilt zumindest im Studium immer. Nichts, was dir im Rahmen des Studiums passiert, ist ein Weltuntergang. Alles halb so wild. Ich meine das ernst. Ein guter Freund von mir, der komplett raus war – Pharmazie war keine Option mehr hat das Beste daraus gemacht und ihm geht es jetzt wahrscheinlich sogar besser, als hätte er Pharmazie weiter gemacht (Das gilt für seinen persönlichen Fall und nicht im Allgemeinen. – Natürlich finde ich das Pharmaziestudium eine tolle Sache). Also, egal wie es in dem Moment aussieht, es ist gar nicht so schlimm – ich bin fest davon überzeugt, dass du sogar davon profitieren kannst. Mal angenommen – und so ist der Standard-Fall, du bist nur durch eine Prüfung komplett durchgefallen und nur wegen der einen Prüfung musst du nun ein halbes oder sogar ein ganzes Jahr länger machen. Das klingt immer besonders ärgerlich, weil du »nur« wegen der einen Prüfung ein ganzes Semester »verlierst«.

Hier ist der Knackpunkt – ob du länger machen musst oder nicht, kannst du in diesem Fall nicht mehr beeinflussen. Aber ob du das Semester »verlierst«, das liegt allein in deiner Hand. Sieh das Extra-Semester als Chance! Das klingt jetzt so nach Klischee, aber ich meine es todernst.

Nehmen wir mal an zwei Menschen sind mehr oder weniger gleich begabt. Person Nr. 1 beschäftigt sich 4 Jahre mit einem Thema und Person Nr.2 beschäftigt sich 4,5 Jahre mit einem Thema? Wer ist am Ende besser? Nicht umsonst verdient man in Unternehmen mehr, wenn man mehr Berufserfahrung hat. Jetzt ist es in diesem speziellen Fall so, dass man annimmt, die Person Nr. 2, die sich 4,5 Jahre mit Pharmazie beschäftigt hat, nur deshalb ein Semester länger damit beschäftigt war, weil sie so viel schlechter war, dass sie ein Semester länger gebraucht hat um das gleiche zu lernen wie die Person Nr. 1. Unangenehme Wahrheit: Da ist auch ein bisschen was dran. Aber lass uns das mal differenzierter betrachten: Du brauchst vielleicht gar nicht ein ganzes Semester länger – oft sagst du in diesem Moment selbst, dass du nur ein paar mehr Wochen zum Lernen brauchst und du jetzt ein ganzes Semester »verlierst«. Sagen wir mal ganz pauschal: du brauchst vier Wochen mehr als Person Nr. 1, das heißt du hast noch 5 Monate übrig um sogar besser als Person Nr. 1 zu werden.

Erinnerst du dich an das Matthew-Prinzip, nach dem ein kleiner Anfangsvorsprung zu etwas ganz Großem heranwachsen kann, wenn du dranbleibst? Das geht aber auch andersherum: ein kleiner Rückschlag kann der Anfang der nicht endenden Abwärtsspirale werden. – Deshalb brauchst du jetzt deine Energie mehr denn je!

Soviel zur Theorie, kommen wir zur Praxis: Dieser Puffer von fünf Monaten verleitet natürlich dazu, sich darauf auszuruhen. Mal abgesehen davon, dass das alles total unfair ist und dir genug Ausreden einfallen, warum du eigentlich hättest bestehen sollen – du hast einfach keinen Bock mehr! Das alles ist negativ und naja, jetzt hast du ja Zeit. Ohne jemandem zu nahe treten zu wollen, aber was oft die erste Reaktion ist: Erstmal chillen, vielleicht auch noch in den Urlaub fahren, hat man sich ja verdient nach der anstrengenden Zeit. Um ehrlich zu sein, das ist sogar nachvollziehbar, wahrscheinlich hast du bis zum letzten Moment gekämpft, um doch nicht durchzufallen, vielleicht hast du an mehreren Fronten gleichzeitig gekämpft, weil du mehrere Prüfungen in einem kurzen Zeitraum schaffen musstest.

Und jetzt musst du trotzdem ein Semester länger machen. Obwohl du dich so angestrengt hast, hat es nicht geklappt. Der Druck heute (!) zu lernen, weil morgen die nächste Prüfung ist, ist weg. Der nächste Versuch ist erst ein halbes Jahr später. Die Hoffnung es doch noch zu schaffen, die dich angetrieben hat, ist auch weg. Das Versagen liegt auf der Hand und sobald du wieder in die Bibliothek gehst, wirst Du daran erinnert, dass du versagt hast. Vielleicht noch schlimmer – du triffst die Freundinnen, mit denen du zusammen gelernt hast, die es geschafft haben und jetzt für den nächsten Step arbeiten, der Step, bei dem du jetzt auch sein wolltest.

Jetzt gibt es zwei sehr plausible Schlussfolgerungen:

A – Erstmal Abstand nehmen und Urlaub machen, mit anderen Freundinnen in den Park gehen, feiern gehen und den ganzen Mist einfach mal vergessen.

B – Um nicht länger als Versagerin dazustehen, sucht man sich eine Kompensation, man sucht sich einen Nebenjob – dann arbeitet man ja, das ist doch positiv – oder engagiert sich besonders viel einem Verein.

Eh du dich versiehst, bist du wieder in der gleichen Situation: immer noch schlecht vorbereitet, deine Fähigkeit zu lernen ist immer noch schlecht und so viel Zeit hast du jetzt auch nicht mehr. Der einzige Unterschied: Du hast mehr Druck, weil du nicht ein weiteres Mal durchfallen willst und du eh schon ein halbes Jahr länger machen musstest. Und schon hast du wirklich ein Semester verloren. Aber daran hat keine Prüferin Schuld, sondern du. Das Coole ist, wenn du verstehst, dass du für ein schlechtes Ergebnis verantwortlich wärst, dann hast du es auch in der Hand, ein gutes Ergebnis zu erreichen.

Um das kurz klarzustellen: Nebenbei arbeiten und sich engagieren ist eine tolle Sache, insbesondere wenn es dich deinen Zielen näherbringt. Sei dir nur sicher, dass du es machst, um deinen Zielen näher zu kommen und nicht um dein Gewissen zu beruhigen, während du das, was dich deinen Zielen am meiste näher bringen würde, *nicht* machst.

Disclaimer: Ja, es gibt Studentinnen, die leider nebenbei arbeiten müssen, um ihr Studium zu finanzieren. Und dann muss man sich leider für den Job entscheiden, der genug abwirft, um die Miete bezahlen zu können. Davor habe ich natürlich extremen Respekt, ganz selbstverständlich gibt es daran nichts zu kritisieren. Aber wenn es nicht unbedingt notwendig ist und du nebenher arbeitest, um dir einen besseren Lebensstandard leisten zu können, oder du arbeitest »weil du gerade Zeit dafür hast« – dann schau doch, ob du was findest, was gut im Lebenslauf aussieht, auch wenn es in dem Moment ein wenig schlechter in der Geldbörse aussieht.

Ja ich rede aus Erfahrung – Um Geld zu sparen, habe ich die meiste Zeit des Studiums Zuhause gewohnt, habe darauf verzichtet, eine neue, vielleicht coolere Stadt kennen zu lernen und dafür nicht vergütete Praktika in Laboren gemacht. So lange, bis es meine gesammelte Erfahrung hergab, dass ich einen Job gefunden habe, der gut für Geldbörse und für meinen Lebenslauf war. Und ja, natürlich bin ich dankbar dafür, dass das so ging, manche haben die Möglichkeit nicht, aus welchen Gründen auch immer. Fair enough.

Jetzt komme ich mit noch einer schlechten Nachricht um die Ecke: Oft heißt es dann, mir hat nur ein Punkt zum Bestehen gefehlt, ich bin nur wegen einem Punkt durchgefallen. Nein. Du bist durchgefallen, weil du *50 % und eine weitere Frage* nicht beantworten konntest. Also – eine Menge Spielraum für Verbesserungen! Eine Menge Spielraum, um deine Lernmethoden zu verbessern. Let's go. #gesunderRealismus

Du weißt sicherlich, worauf ich hinaus möchte, oder? – Genau, es wird Zeit wieder in die Bibliothek zu gehen, dich auf deinen Hosenboden zu setzen und darüber nachzudenken, was falsch lief – und einen Plan zu machen, wie es jetzt weiter gehen soll. Ein Wochenende Abstand nehmen, runterkommen, ausschlafen und mit Freundinnen einen trinken gehen ist in Ordnung – aber nicht wochenlang!

Grob gesagt gibt es zwei große Fehlerquellen, warum man durch Prüfungen fällt:

A Du hast zu spät angefangen:

Gute Maßnahme: Lernen, eher mit dem Lernen zu beginnen.

Schlechte Maßnahme: »Die Prüfung ist erst in einem halben Jahr. So lange kann ich es mir eh nicht merken, deshalb fange ich erst einen Monat vor der Prüfung an.« Dann lernst du wieder nicht, deine innere Schweinehündin zu überwinden und mit dem Lernen wirklich anzufangen.

B Du hast falsch gelernt:

Gute Maßnahme: Lernen richtig zu lernen.

Schlechte Maßnahme: »Jetzt habe ich ja lange Zeit, deshalb mache ich jetzt jeden Tag ein bisschen was, muss ja nicht so viel sein.« Dann lernst du wieder nicht, wie du dich auf die wirklich effektiven Aufgaben fokussierst. Dann verbringst du sinnlos viel Zeit mit den Lerngebieten, die du vorher nicht gemacht hast – oft Themen, die du aus gutem Grund vorher nicht gemacht hast: weil die Themen nicht wichtig sind.

Meistens ist es eine Mischung aus beiden Fehlern, du musst also lernen zeitig, und das heißt in deinem Fall sofort (!), mit dem Lernen zu beginnen und du musst lernen, richtig zu lernen.

Wenn du bestehst, nur weil du jetzt ein halbes Jahr für eine Prüfung Zeit hattest, für die man normalerweise nur wenige Wochen hat, was passiert dann bei der nächsten Prüfung? Du hast immer noch nicht die Stress-Resistenz und die Fähigkeiten entwickelt, die es braucht, um in kurzer bzw. nur in der vorgegebenen Zeit die richtigen Dinge zu lernen und dann bist du wieder am Anfang. Das ist oft der Grund, warum Studentinnen immer und immer wieder nicht bestehen. Und natürlich ist der gleiche Stoff in der z.B. dreifachen Zeit zu lernen eine sehr viel einfachere Aufgabe, an der man weniger wächst, dementsprechend beim nächsten Mal wieder nicht gewappnet ist.

Last but not least: Es ist durchaus eine tolle Idee, die Extra-Zeit die du »gewonnen« hast zu nutzen, um Erfahrungen außerhalb des Vorlesungssaals zu sammeln. Nur da die Gefahr besteht, sich in solche Projekte zu stürzen, um unterbewusst dem Lernen aus dem Weg zu gehen, mach es erst im zweiten Schritt. Am Anfang musst du erstmal mit deinem Hauptproblem vorwärtskommen. Du musst nicht fertig sein mit Lernen, aber du musst dich wieder gut fühlen beim Lernen. Dann kannst du auch wieder einen Teil deiner Energie in Nebenprojekte investieren, zum Beispiel in einen Nebenjob, am besten einen, bei dem du besonders viel lernst, was dir später vom Nutzen ist und nicht nur einen mit ordentlichem Stundenlohn.

Ich hoffe, wir sind uns einig: Pharmazie als Ganzes ist eine verdammt coole Sache, im Hörsaal, im Labor, in der Apotheke, im Krankenhaus, in der Industrie etc. etc. Good Luck wherever you go.

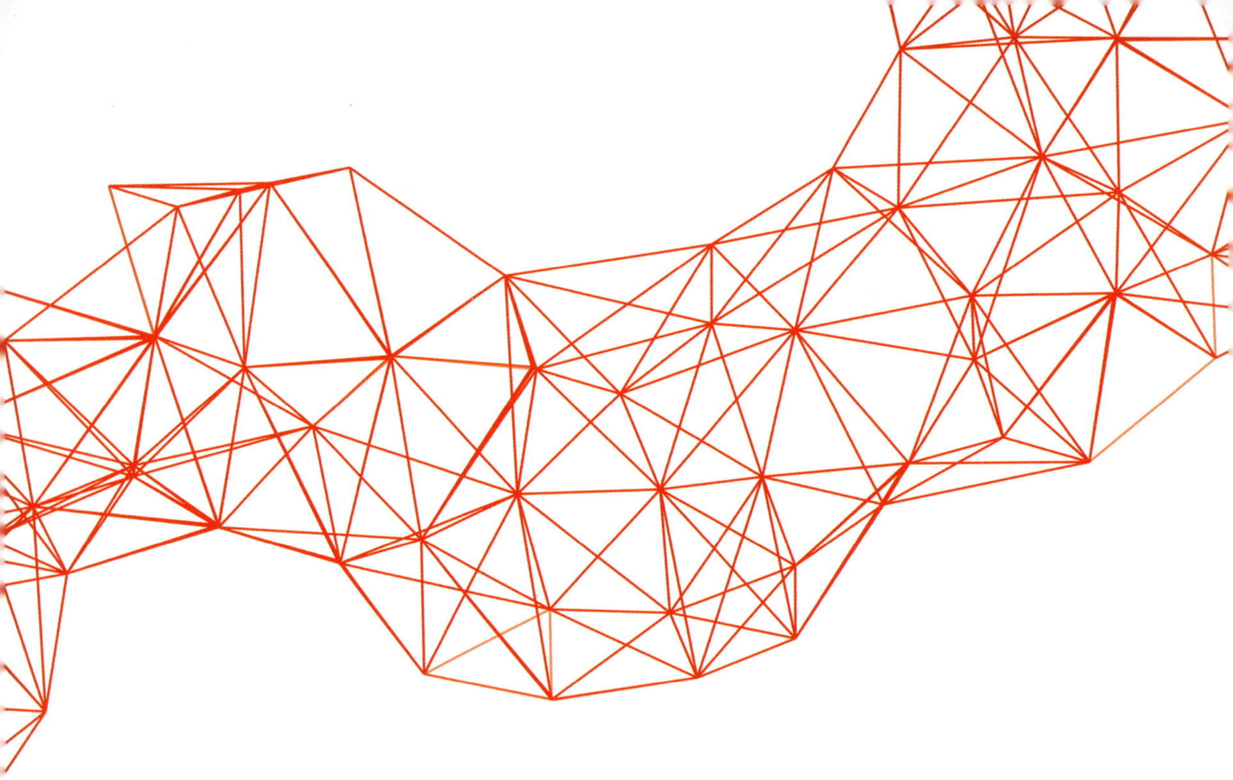